希希的
免疫世界大冒险

霞子 著

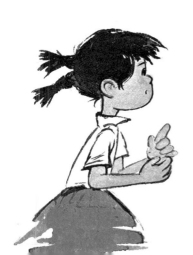

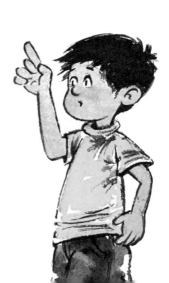

電子工業出版社
Publishing House of Electronics Industry
北京·BEIJING

图书在版编目（CIP）数据

希希的免疫世界大冒险 / 霞子著 . -- 北京 ：电子
工业出版社， 2024. 12. -- ISBN 978-7-121-49415-4

Ⅰ．R392-49

中国国家版本馆 CIP 数据核字第 2024RX2446 号

责任编辑：常魏巍　吴宏丽　　文字编辑：马　杰

印　　　刷：北京启航东方印刷有限公司
装　　　订：北京启航东方印刷有限公司
出版发行：电子工业出版社
　　　　　北京市海淀区万寿路 173 信箱　邮编：100036
开　　　本：720×1000　1/16　印张：9.25　字数：177.6 千字
版　　　次：2024 年 12 月第 1 版
印　　　次：2024 年 12 月第 1 次印刷
定　　　价：49.80 元

凡所购买电子工业出版社图书有缺损问题，请向购买书店调换。若书店售缺，请
与本社发行部联系，联系及邮购电话：（010）88254888，88258888。

质量投诉请发邮件至 zlts@phei.com.cn，盗版侵权举报请发邮件至 dbqq@phei.
com.cn。

本书咨询联系方式：（010）88254506，changww@phei.com.cn。

序 科学与文学的牵手

科学探索是有趣的。

揭开一个又一个自然之谜是科学家的责任，也是其乐趣所在。

作为一名中国科学院的生物学科研工作者，我时常被微观世界的洋洋大观所感动。在人体的免疫世界中，那些勇敢的免疫细胞为了保护人类的健康，与病原体和肿瘤细胞斗智斗勇，前赴后继，战斗的激烈程度不亚于人类的战争。我曾多次遗憾地想，要是有作家能把这些真实情景用故事的形式写下来给孩子们看，该多么有趣且有意义啊。

2024 年 9 月，我有幸受邀参加了中国作家协会"《哥德巴赫猜想》之后——科幻科普作家活动周"。这是集全国科普科幻作家精英于一堂的盛会。我在会上做了题为"免疫的智慧"的科学前沿报告。免疫力是人类安身立命之本。我呼吁作家用生花妙笔将人体免疫系统的故事写出来，让孩子们了解人体的免疫细胞是如何面对入侵者的，从而懂得提高免疫力的重要性，能够积极健康地生活。

前来参会的著名儿童文学作家霞子立刻与我建立了联系。她表示可以写一部关于人体免疫的科学童话书籍，邀请我作为该书籍的科学顾问。我欣然答应，并充满期待。我知道霞子是一位非常有社会责任心的儿童文学作家，多年来一直从事科学童话的创作和研究，作品颇丰。我对霞子如何将如此专业的科学知识融入儿童文学创作充满好奇，也存有担心。人体免疫学是一门专业性非常强的前沿科学，一个儿童文学作家能否将其写得既准确又生动呢？

令我意外的是，霞子以极快的速度完成了这部书籍的初稿。我看后非常激动，脑海中立刻浮现出画面感，想到了动画片、电影，甚至舞台剧。我对书中内容的科学性进行了认真细致的校对。我能想象出她付出的心血和努力。这样的作品仅靠文学上的想象力是不能完成的，需要深厚的知识积累和科学领悟力。这是一部难得的科学童话佳作。科学与文学的结合，让这部书籍闪烁出科学与人文的艺术之光。

书籍通过奇特的视角，让两位小主人公化身纳米小人进入身体，一窥天机。他们亲历了免疫系统与细菌、病毒的激烈战斗。各种免疫细胞依次登场，协同作战，各自施展出十八般武艺，共同抗击入侵者。通过对这些免疫细胞的了解，孩子们能够懂得我们的健康来之不易，岁月静好的背后是免疫细胞们的默默付出，以及勇敢、责任担当和团队精神的重要。

免疫细胞与细菌的战斗虽然激烈，却能适可而止，如同一个智慧的长者，拥有睿智的头脑。平衡之道即免疫之道。保护好我们的免疫力，需要健康的四大基石：均衡的营养、充足的睡眠、适度的运动和平和的心态。既然免疫力如此重要，那就让我们和小主人公们一起，开始一场免疫世界的神秘之旅吧！

中国科学院生物物理研究所研究员

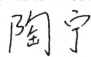

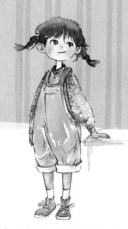

　　小学生王希希的手指受了点小伤，她想借故请假去看儿童剧，被妈妈识破后无奈上了校车。王希希被免疫细胞大战的视频吸引，好奇心大起。同学关天乐带领王希希借助高科技化身纳米小人，到人体内开始了免疫世界大冒险。王希希见识了人体免疫系统神奇的"国防大战"，懂得了提高免疫力的重要性，也明白了很多人生道理，成长为一名健康生活、积极向上的学生。

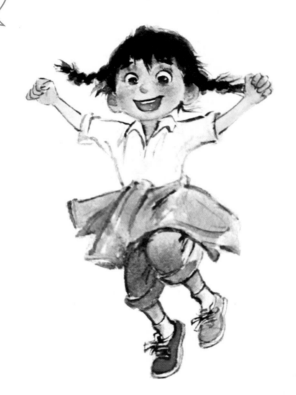

主要角色

王希希

　　女孩，五年级学生，大大咧咧，好奇心强。经历一场梦幻般的免疫世界大冒险后，她成了一名健康生活的倡导者。

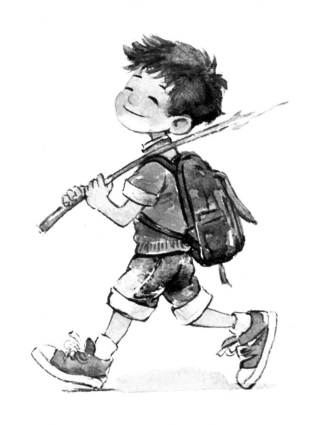

关天乐

　　男孩，王希希的同学，博学多识，酷爱科学探索，是爸爸科学实验的志愿者之一。带着王希希一起经历免疫世界大冒险后成长了。

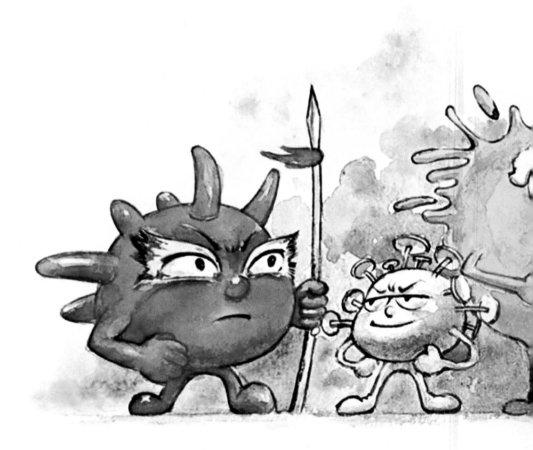

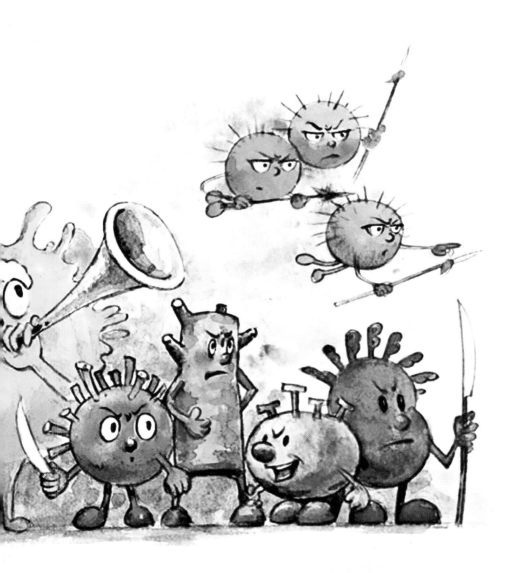

清道夫大巨

巨噬细胞首领，先天性免疫细胞，属于第一道防线战队，有"人体清道夫"之称。主要职责是吞噬外来敌人，清理体内垃圾，派出报警信使，唤醒救援部队。

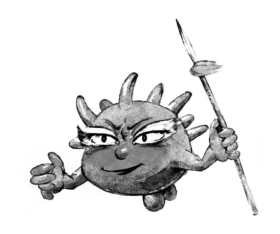

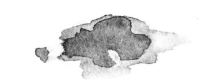

杀手中二

中性粒细胞将领，先天性免疫细胞，属于第一道防线主力军。数量众多，杀敌勇猛却不分敌我，其造成的炎症可引来更多支援力量。

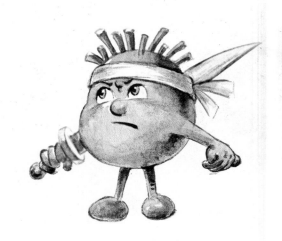

信使小因子

细胞因子，巨噬细胞和中性粒细胞分泌的信使，负责传递前线信息，召唤后援。

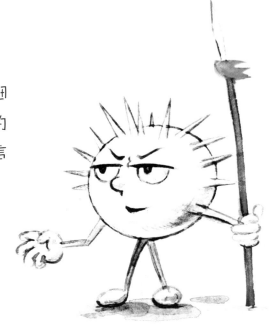

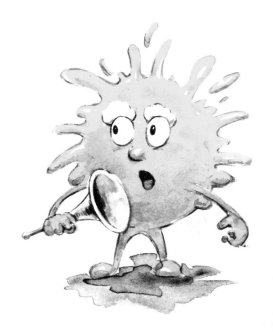

吹号人肥肥

肥大细胞，先天性免疫细胞，属于第一道防线战队，通过释放信息发布紧急求援警报。

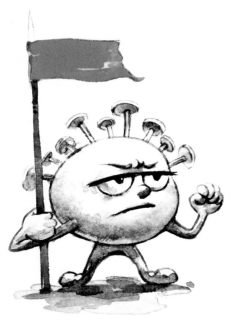

补补

　　补体蛋白，是由三十多种蛋白组成的群体，能够拖住和标记入侵的病原体，协助免疫细胞灭敌。

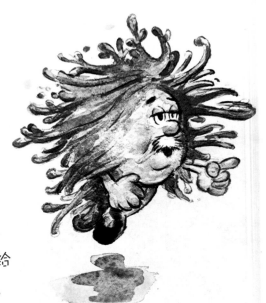

情报员老树

　　树突状细胞，情报员，负责采集前线信息，传递给第二道防线的特种兵T战队。

特种兵 T 战队

　　战队里都是 T 淋巴细胞，简称 T 细胞。T 细胞是适应性免疫细胞，属于第二道防线战队，负责细胞免疫。生于骨髓，在胸腺军校里进行特训。能够精准识别并清除被细菌、病毒感染的细胞。主要有辅助性 T 细胞和杀伤性 T 细胞两大战队。

导弹兵 B 战队

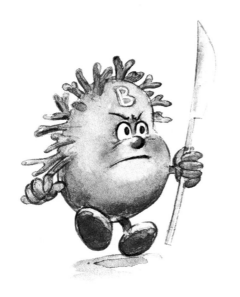

战队里都是 B 淋巴细胞，简称 B 细胞。B 细胞是适应性免疫细胞，属于第二道防线战队。可生产能定向杀敌的导弹——抗体，精准杀敌。

特警 NK 细胞

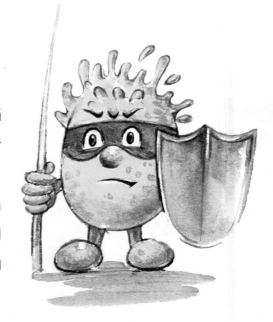

简称 NK 细胞，自然杀伤细胞，先天性免疫细胞，属于第一道防线战队。在体液中日夜巡逻，主要负责清除被病毒、细菌感染的细胞和变态的癌细胞、衰竭细胞，把隐患消灭在萌芽中。

目录

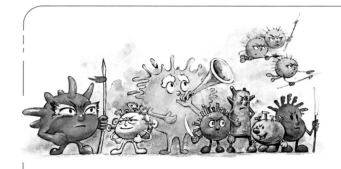

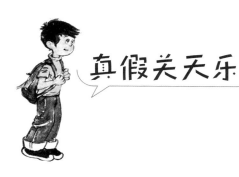

真假关天乐

清早，闹钟铃声响了，是熟悉的公鸡打鸣声。

希希没有像往常一样条件反射地迅速起床，飞快地洗漱吃早餐，准时坐着校车去上学。她依旧懒懒地躺在床上，软声喊着妈妈，说自己病了，不能去上学了。

妈妈吓得赶紧跑过来，摸摸希希的头，不热；揉揉希希的肚子，不疼。问希希哪里不舒服，希希举起缠着创可贴的手指说：

"瞧，我的手不小心划破了，好疼啊！"

妈妈急忙打开看，见只是一点小伤，松了口气。妈妈似乎看透了希希的小心思，一边把希希拉起来，一边说："这点小伤没关系，聪明的身体会自己修复的，注意别弄脏伤口感染就好了。快起来，像战士一样去冲锋吧，再晚就赶不上校车了。"

"妈妈，我不想听今天的报告，帮我请半天假好不好？"希希恳求道。

"不可以。这是学校专门为你们请来的心理健康专家，听听报告有好处。"妈妈一口回绝了。

"我又没有心理问题。"

希希嘟囔着只好起床，用一只手马马虎虎地洗了把脸，又匆忙给挑剔的胃喂了点早餐，就被妈妈旋风一样地拖着出门了。

校车像只没睡醒的大象，在拥挤的街道上摇摇晃晃地行进着，一会儿猛地刹车，一会儿又猛地开动。希希紧紧抓住扶手，碰到了受伤的手指，疼得倒吸气。

"咝——咝——"

"希希，你怎么了？"坐在希希身边的同学关天乐问。

"负伤了。"希希举了举手指，故作剧疼地咧了下嘴。

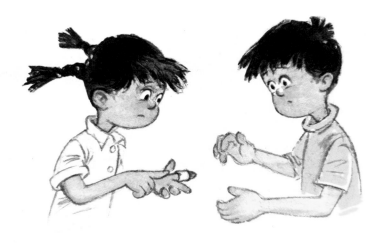

"真巧，今天你不是要去看儿童剧《酷蚁安特儿》吗，请假有理由了。"

"啊，你怎么知道我要请假的？"希希吃惊地问。

"这么酷的儿童剧谁不想看啊，你单独行动真不够哥们儿。"关天乐撇了下嘴说，"班主任也知道了，发狠要拿你当典型震慑全班同学呢，你怎么来了？"

"哼，同桌竟敢出卖我。好险，幸亏我的小心机被"狡猾"的妈妈识破，逼我来上学了。"希希做了个鬼脸说。

"奇怪，你多会装啊，你妈妈是怎么识破的？"在关天乐眼中，希希特别聪明，他想不出希希的妈妈能有多狡猾。

"我妈天生就是做侦探的料，什么都瞒不过她那说不清道不明的直觉。你知道可怕到什么程度吗？我和我爸是不是说谎，我妈看都不看就知道，一下就能揭穿。"希希说着从书包里取出一包辣条，"要不要来一根？"

"不要，本人拒绝垃圾食品。"

"装！你敢保证从不背着爸妈乱吃东西？"希希不服气地说。

"我家民主管理，全凭自觉。我不乱吃零食是因为吃那些不健康，我爸妈才没时间监督我。"关天乐像个小大人似的说。

"唉，你爸妈真好，我要是那么自由就好了。"

希希知道关天乐的爸妈都是搞科研的，平时特别忙。她打量了一眼关天乐，只见他穿戴整整齐齐、干干净净，身上还有淡淡的肥皂香。他的确把自己打理得很好。希希再看看自己，两条乱糟糟的及肩麻花辫，一边高一边低，校服外套系在腰上，鞋子还穿错了，两只颜色都不一样。她不由地把脚往座位下藏了又藏。

"你妈妈也很有意思啊。你手指伤了，请假正常，她怎么知道你想逃课的？"关天乐觉得希希有这样的妈妈，家里的气氛一定很好玩。

"我妈说，聪明的身体自己会修复的。哼，简直就是不负责任的'冷血冻妈'。身体里既没有医院，也没有医生，怎么修复？"

"你妈说得没错啊。人体就像个大大的王国，我们就是尊贵的国王，拥有差不多 50 万亿个细胞子民。其中有一万多亿——听好啊，不是一亿，是一万多亿个——免疫细胞组成强大的'国防部队'。它们日夜巡逻，时刻准备投入激烈的保卫战中，与入侵的敌人决一死战……"关天乐说着忍不住手舞足蹈，像极了"科学疯子"。

"真的假的？你是动漫看多了吧！"

在希希眼里，关天乐是个异类。他是个妥妥的学霸，平时说起科学探秘类的话题，会手舞足蹈，话多得堵都堵

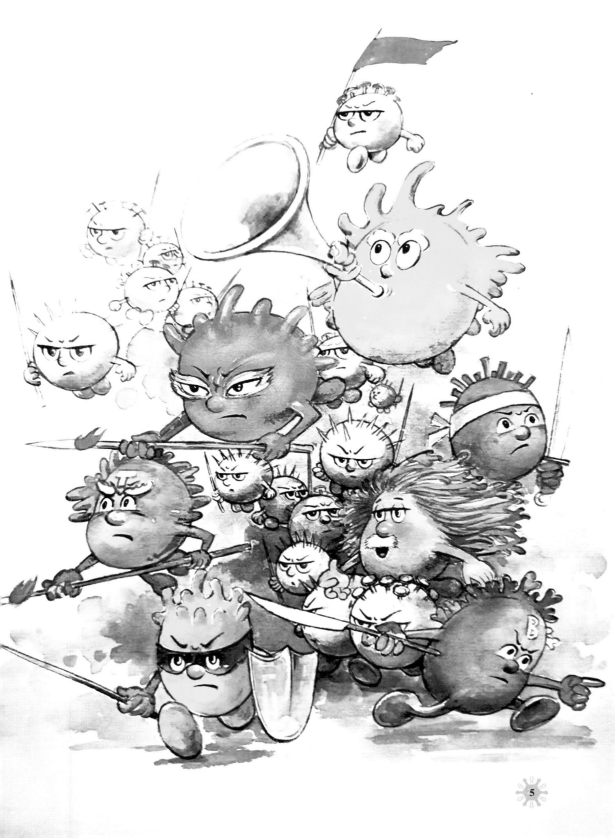

不住；可有时又沉默寡言，埋头看书或想事情，跟他说话都不理人。

"不信算了。瞧你这无知的样子，白聪明了。"关天乐不屑地撇了下嘴，低头玩起手机来。

"好啊，你敢贬低我……"

希希哪里受过这样的白眼儿，刚想怼过去，忽然发现关天乐的手机里正播放免疫细胞大战的视频——一些免疫细胞正在追逐并吞噬细菌，战况激烈。希希被吸引住了，越凑越近，脸差点贴到手机屏上。她干脆抢过手机，一个视频接着一个视频地看起来，一边看还一边乐。

"哇，细胞原来都是活的，太好玩了。"

"呀，这个大家伙可真能吃，一口气吞了好多细菌。"

"哈哈哈哈，这种白细胞有点傻，打起仗来连自家细胞都灭。"

…………

关天乐看着笑得前仰后合的希希，心想，"瞧你这无知的样子，白长得好看了。"伸手抢过手机放进书包，朝门口走去，喊道："车停了，快下车。"

"喂，天乐，请把视频链接发给我，太有意思了。"希希一边把最后一根辣条塞进嘴里，一边追着喊。

车门口，关天乐停住脚步，让希希先走，自己却没有跟下去。

"快点啊，怎么站住了？"希希喊道。

上课的预备铃声响了。

希希顾不上关天乐，赶紧朝教学楼跑去。她踏着铃声冲进教室，刚要坐下，忽然惊得跳起来。

"关天乐，你什么时候进来的？"

在希希身后的位子上，关天乐正坐在那里看书。听见希希的叫声，关天乐抬起头一脸无辜地说："我早到了呀，今天我爸开车顺路送我，就早来了二十分钟。"

希希一脸惊疑，起身朝外跑去。

"希希，报告马上开始了，你去哪儿？"同学李晓燕喊道。

希希不顾一切地冲到院子里，只见校车正缓缓开走，窗口有个身影正是关天乐，在朝她频频挥手。

"我的天……"

希希彻底晕了。她赶紧跑回教室，看见关天乐仍在自己的位子上安安静静地看书。

"你，你……"

希希一口气没上来，就被班主任范老师一声大喝给噎了回去：

"王希希，你还不快坐下，来回跑什么？"

希希赶紧坐到位子上。她觉得范老师一生气头发都快炸起来了。她更喜欢自己生病返校后见到的范老师，慈祥得像自己的外婆，让人感动。

报告开始了。

教室的屏幕上出现了一位秃顶的中年男士，据说他就是被学校从国外请来的大专家。全校每个教室都在同步直播。

希希心神不定地坐下，大脑一片空白。

"喂，王希希，想不想去免疫世界看细胞大战？"身后传来关天乐的声音。

希希回过头去，使劲瞪着关天乐，压低声音狠狠地问道："你是谁啊？"

"你就说想不想去吧。"关天乐不耐烦地催促道。

"当然……"

希希话音未落，只觉得眼前一道光闪过，脑袋一晕，等睁开眼睛时，发现到了一个完全陌生的环境，不由惊讶地叫起来：

"天呐！这是哪里？"

纳米小我

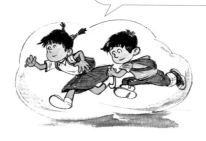

　　希希眼前的情景是她从来没见过的——脚下是浅黄色的、坑洼不平的温暖大地，大地上面布满沟沟壑壑，周围有些奇奇怪怪的，不像动物也不是植物的东西，不远处还有稀稀拉拉的巨大毛鳞柱状的大树。

　　"天呐！这是哪里？"希希惊叫道。

　　"嘘！别出声。"关天乐做了个手势说。

　　"这是什么地方？我们怎么到这里来了？"希希惊恐地问，怀疑是进入了关天乐爸爸的科学实验基地。

　　"这里是你的手背。"

　　"切！"希希差点被气晕，"关天乐，人能站到自己的手背上吗？你别胡闹。报告散了，老师是会点名的！"

　　"我没胡闹。谁稀罕听什么心理健康报告，我们俩心理

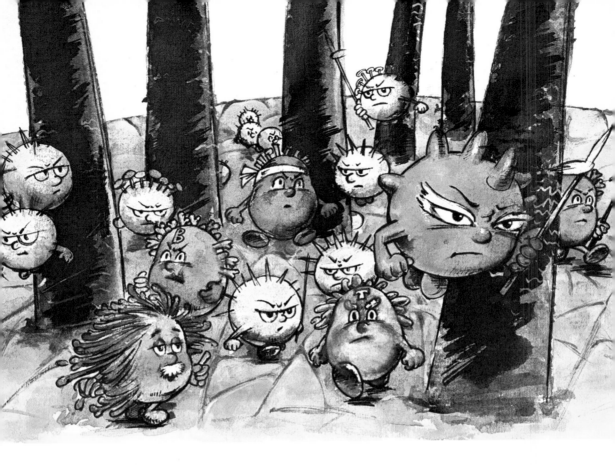

素质超级好，不如看一场免疫细胞大战，那多过瘾。"关天乐说着，递给希希一件透明的薄膜外套，"快穿上。"

"这是什么？"

希希不接。

"这是实验室模仿你和我的细胞特制的防护服，能保护我们不被当作异物排斥。我们也能相互交流，还能受到免疫细胞大军的保护。没有这个我们就看不成免疫细胞大战了。"关天乐说着就自己先穿了起来。

希希没有动。

"快点，希希，在这里待久了会有危险的。"关天乐催促道。

希希吓得赶紧穿上，一边穿一边嘟囔："我不想变成泡泡里的小乌龟！"

"放心，这里没有同学，谁也看不见。"关天乐说。

希希觉得泡泡衣既透明又透气，在里面有种在妈妈怀抱里的温暖感和安全感，心情立刻好了起来。

"天乐，快带我参观免疫细胞大战吧，我们去哪里呀？"

"你的身体里。"

"我的……"希希又晕了，"你又胡说八道，我怎么能进到自己的身体里呢？"

"现在科技这么发达，很多不可能都有可能成为可能啊。我们现在已经是比细胞还小的纳米小人了，当然可以进入你的身体或者我的身体里……"关天乐的话还没说完，希希又叫起来。

"什么纳米小人？你给我说清楚！"希希觉得关天乐越说越不靠谱，急得脑袋嗡嗡响。

"好吧，我再说一遍。我们现在已经是比细胞还小的纳米小人，可以进入身体内部进行大冒险了。这将是一次惊心动魄的旅行，一个巡逻的免疫细胞就可能把我们清除，一个神经兮兮的中二细胞就可能把我们灭掉。害怕吗？恐惧吗？现在求放过还来得及。"关天乐兴奋得像只夜行猫。

"你，你……"希希气得坐到地上哭起来，"关天乐，到底怎么回事？你不说清楚我跟你没完！"

"别哭，别哭，你听我解释。"关天乐慌了，坐到希希对面故作神秘地说，"我爸不是有个 N-AI 实验室吗？就是纳米级人工智能实验室，是研究很小很小机器人的。"

"嗯？纳米是什么？"希希不哭了，瞪着大眼睛问。

"纳米，不懂吗？这么说吧，纳米是很小的单位，打个比喻，五万个纳米加起来，才大约有一根头发那么粗，这样说你懂了吧？"关天乐认真地说。

希希觉得关天乐没有开玩笑，点了点头，静静地听着。

"他们实验室刚研究成功一种新技术——能制作纳米仿生人。哦，就是用我们身上有的物质，如蛋白质、脂肪、糖，还有杂七杂八的其他元素转为能量，造一个纳米大小的人。"关天乐好像在讲天书，希希却听懂了。

"你是说我现在是你爸爸制作的纳米小我？"希希看了看周围的环境，半信半疑地问。

"没错，没错。希希同学就是聪明。"关天乐高兴得又开始手舞足蹈。

"那么原来的大我在哪里呢？"希希着急地问。

"在学校的教室里听报告呢。当然，那里也有我。"关天乐说。

"好吧，我信你一次。你老实讲，教室里的你和校车上的你，哪个才是真的你？"希希终于有机会解开这个谜了。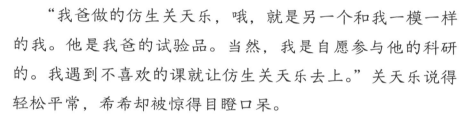

"当然校车上的是真的我了。"

"那教室里的你是谁？"

"我爸做的仿生关天乐，哦，就是另一个和我一模一样的我。他是我爸的试验品。当然，我是自愿参与他的科研的。我遇到不喜欢的课就让仿生关天乐去上。"关天乐说得轻松平常，希希却被惊得目瞪口呆。

"我的天！"

尽管希希读过的科普书不少，可这些高科技概念实在超出了她的知识储备和想象力，一时半刻还理解不了。她听说教室里的关天乐不是真的关天乐，气得骂道：

"关天乐，你个大骗子！"

"不能算是骗吧。仿生关天乐又不是你见过的那种机器人。从构造上，他和我没什么差别。他学了知识，会通过脑电波传给我，也算我上课了。他的学习能力超强，不然，我的成绩能那么好？坏了，我怎么把秘密都告诉你了。"关天乐后悔说多了，央求道，"希希，你千万替我保密啊，不然我爸饶不了我。"

希希想说"让我保密，没门儿！"可她连急带气竟然说不出话来了。她使劲儿摇了几下脑袋，努力让自己清醒些。关天乐的话她虽然不能全听懂，但她看得出，关天乐不是在开玩笑。

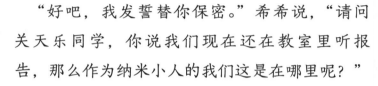

"好吧，我发誓替你保密。"希希说，"请问关天乐同学，你说我们现在还在教室里听报告，那么作为纳米小人的我们这是在哪里呢？"

"在你的手背上啊。瞧，那些高耸入云的巨柱，就是你的汗毛。那些奇形怪状的物体，就是细菌、皮屑、脏东西等，哎，你平时好好洗手行不行……"

"我在我的手背上？"

希希赶紧抬手看，看了左手看右手。

"嗨，嗨，别看了。纳米小人比细胞还小，肉眼根本看不见。"关天乐心里却说，"瞧你那一惊一乍的样子，活像只被狐狸追逐的兔子，至于吗？"

希希捋了一下辫梢，有点不好意思。她想起曾经看过的一部科幻小说《XY 大逆转》。小说里面的女物理学家依据爱因斯坦的质能转换原理，制作了两个能量仿生人。他们和真人一样，身材和体质比真人还完美，只是没有感情。因为能量仿生人的大脑受女物理学家控制，没有开放人类情感系统。希希想，科学家能造大人就能造小人，这倒没什么可怀疑的。可小人毕竟不是真人，因为大脑是被科学家控制的。而现在的自己并没感到受控制，想事情还和原来一样。关天乐是不是在忽悠自己呢？希希想到这里忍不住说道：

"又骗人！仿生人根本不会自己思考，怎么能成为活生生的我们呢？"

"这难不倒科学家。他们把我们的脑电波上传到了云空间，哦，云空间就是容量巨大的数据储存空间，然后再传给纳米小我，就这么简单。因为采用的是量子传输，速度极快，所以，'小我'想什么、说什么都和原来的'大我'一样，能互相沟通，还互不干扰。这样虽然有点麻烦，但是不利用纳米小人，我们怎么能去免疫世界大冒险呢？"关天乐叹了口气，他可不想在希希心里留下骗子的印象。

"我的天！"

希希的脑袋被这些高科技词汇挤得快爆了。

"关天乐，你老实说，你爸爸什么时候采集了我的脑电波？"

"你玩我手机的时候，里面有自动获取、上传脑电波的程序。"

"啊，你经过我同意了吗？竟敢上传我的脑电波！"希希被惊得差点跳起来。

"我的手机一直开着这个程序，就是为了把我的脑电波随时上传，帮我爸爸做试验的。是你抢了我的手机，别不讲理。幸亏你上传了脑电波。不然，哪能这么快就做好一个纳米希希，你别捡了便宜还卖乖。"关天乐说着起身就走，"你不愿意去，我自己去，你回教室听报告吧。"

"不，我要去！"

希希爬起来追上去："天乐，你别生气好吗？天乐，慢点走，告诉我免疫世界是什么样的，帮我提前做做功课好吗？"

"好吧，看在你爱科学的份上。"

关天乐停下脚步，回身看到希希一双充满渴望的大眼睛，就心软了。

"免疫系统相当于人体这个王国的国防部队，免疫器官有扁桃体、胸腺、脾脏、淋巴结，还有遍布全身的淋巴管、淋巴丛、淋巴液……"

"这些相当于免疫世界的军事设施吧？"希希问。

"对，对，希希还是很聪明的。免疫世界除了有军事设施，还有上万亿的免疫细胞大军。上万亿就是一万多亿。打个不太准确的比喻吧，你身上所有的免疫细胞加起来至少有一斤半，比一瓶矿泉水还多。成人的免疫细胞更多，

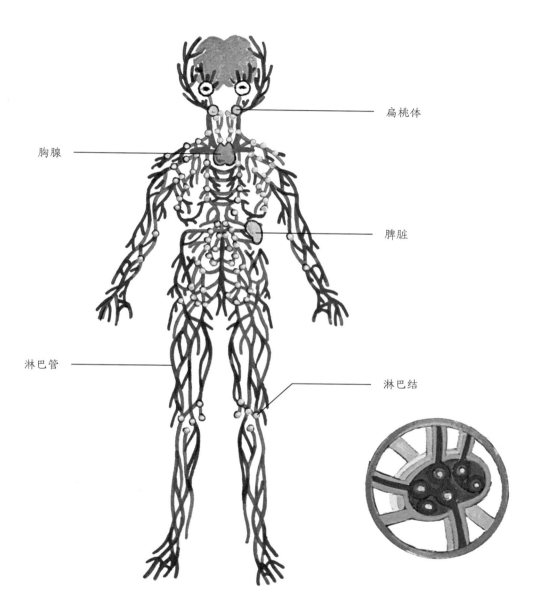

扁桃体

胸腺

脾脏

淋巴管

淋巴结

至少有三四瓶矿泉水那么多。"关天乐耐心地讲道，"在淋巴液这条高速公路上，每时每刻都有很多免疫细胞战士来回巡逻，严防死守。"

"哇，我们进去会不会被免疫细胞战士杀死？"希希担心地问。

"放心，不会的。我们有泡泡衣护身。不过，我们要警惕那些敌我不分的中二细胞，小心别被误杀。"

"天乐，你真棒，知道这么多。"希希由衷地说。

"少拍马屁。快跟我来。"关天乐说着就加快了脚步。

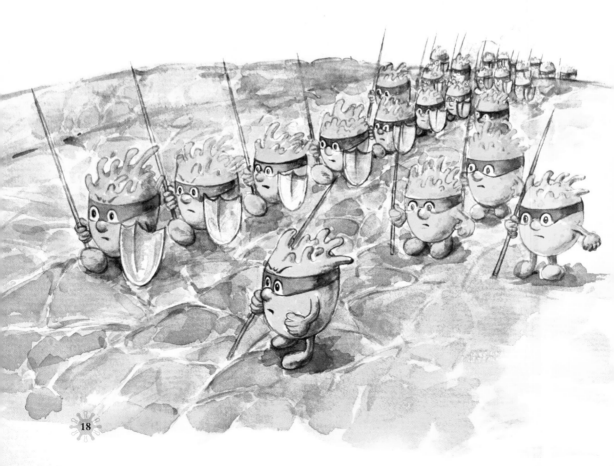

生命铸成的铜墙铁壁

纳米小人希希和纳米小人关天乐正奔跑在真实希希的手背上。

前面是一道深沟，关天乐一步跳过，希希鼓了鼓勇气刚想跳，忽然，脚下的地皮卷翘起来，渐渐脱落。希希吓得大叫，关天乐一把拽住希希，猛地朝前一拉，帮希希越过了深沟。关天乐来不及说话，拉着希希一阵猛跑，到了一个稍微平坦的地方才停下来，他大喘着气说：

"好险！"

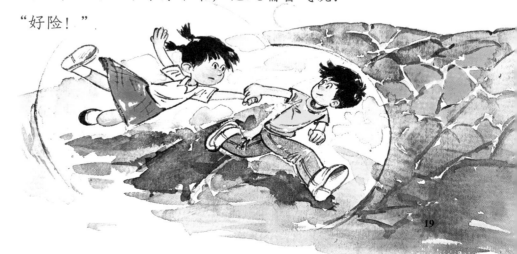

"吓死我了，怎么回事？"希希惊恐地问。

"皮屑自然脱落。我们的皮肤是由死去的细胞堆积而成的防护墙，层层叠加足足有 50 层呢……"

"啊，那么多，你是说这些细胞是在用身体保护我们吗？"

"没错。我们皮肤上一粒黄豆大的地方，就有上百万个细胞。为了保护人体不被侵害，皮肤细胞从新生的那天起就不断向表层移动，渐渐变大、变平，直到和周围的细胞紧紧抱在一起，成为保护身体的'铜墙铁壁'。"关天乐说着，自己也有些被感动了，"它们用生命保卫着我们。可有的同学根本不知道爱惜。"

"哦，这样不是每天都有很多皮肤细胞牺牲吗？"希希赶紧把受伤的手藏到身后，问道。

"是的。在我们的身体里，每秒钟至少有 100 万个细胞正在走向死亡，有大约 4 万个皮肤细胞脱落，我们的一生会产生差不多 100 斤的死皮，当然，每天也有大量的皮肤细胞新生。正是皮肤细胞的不断更新，生生不息，才维持了我们的生命！"

"好感人啊，我要给这些皮肤细胞们敬个礼。"

希希眼睛湿润了，朝着皮肤细胞脱落的方向恭恭敬敬地行了个少先队礼。

"好了。皮肤细胞的脱落是人体防御的一部分。瞧你的脏手，上面每天都滋生很多细菌。皮肤细胞的脱落也帮你清理了这些细菌。有的细菌赖着不走，皮肤细胞还能分泌一种能杀菌的'抗菌肽'，让细菌活不成。夏天出的汗很咸，对不对？"

"对！"希希使劲地点了一下头说。

"这是因为随着汗液分泌出来的一些盐分，让皮肤成了盐碱地，那些怕腐蚀的细菌就无法生存了。要是有的细菌侥幸活下来，皮肤下面还有一层'酸罩'，是汗液和皮肤的分泌物混合而成的酸性物质，能再一次拦截入侵的细菌。瞧，皮肤细胞组成的人体第一道防线，像不像'铜墙铁壁'？"关天乐说着又手舞足蹈起来。

"是啊。没想到我们的皮肤城墙这么厉害。"希希指着周围说，"咦，这些奇形怪状的东西是什么？"

"细菌。"

"啊？好恐怖！"希希吓得躲到关天乐身后。

"喂，希希，别这么大惊小怪好不好！"关天乐哭笑不得，"细菌又不都是坏东西。很多有益菌还能帮助我们生产美食呢，像豆腐乳、豆豉、酱油等。一些细菌能跟皮肤处得不错，成为长期居民；有的细菌能给皮肤下的免疫世界通风报信；有的细菌还能产生消灭外来入侵敌人的化学物质，充当卫士。它们能跟皮肤和平共处，互惠互利，这就叫生态平衡。平衡就相安无事。打破平衡就会出问题。你弄破了手，皮肤上的平衡就被打破了，细菌进入体内，激烈的保卫战就要开始了！"

"那会怎样？所有的免疫细胞都会来抓细菌吗？"希希好奇地问。

"不。免疫系统是很聪明的，不会乱派兵，也不会随意允许所有的免疫细胞参战，它们是有谋略、有战术的。"关天乐说。

"真的？它们好像部队啊，快给我讲讲。"希希更好奇了。

"人体的免疫系统有两道防线。"

"第一道防线是皮肤。"希希抢着说。

"要是皮肤算第一道防线的话，就有三道防线了。我说的是皮下有两道防线。"关天乐被打断，有点不高兴了。

"明白了，继续讲吧。"

大大咧咧的希希瞪着一双好奇的大眼睛望着关天乐。关天乐立刻就不生气了，继续说：

"第一道防线是先天性免疫系统。这支前线部队的兵马特别多，十个免疫细胞士兵中，有七八个属于这里。先天性免疫细胞是人一出生就有的……"

"它们是把我们从小保护到大的子弟兵。"希希忍不住说。

"没错。它们能辨别敌我，消灭一切来犯之敌，无论是细菌、病毒、寄生虫，还是异物。它们战斗在最前线，辛苦又危险。可惜，它们都是常规军，没有针对不同入侵者的特效武器，有些狡猾的细菌、病毒会突破这道防线入侵。"关天乐说到这里停顿了一下，"特别是病毒，它非常小，在免疫细胞面前就像大象面前的小蚂蚁似的，捕捉起来特别困难。"

"啊，那该怎么办？"希希紧张起来。

"第一道防线的免疫细胞会对敌情做出判断，随时准备唤醒第二道防线的战队。"关天乐说。

"第二道防线一定很厉害。"

"没错。第二道防线也叫适应性免疫系统，它们的战士是淋巴细胞，个个都是身怀绝技的特种兵，拥有专门打击病毒的武器。特种兵出战，说明战场危急，第一道防线已被突破，'国家'受到了严重威胁。不过，特种兵一旦出动，就能对敌人进行精准打击，敌人的末日也就到了。"关天乐挥了一下手，像个战场指挥员。

"真有意思。天乐，快带我去看看吧。"

希希知道，她马上就会经历一次其他孩子永远都不可能经历的冒险之旅，精彩、刺激，充满惊险。

"说走就走，你手上的伤口就是最近的入口。"关天乐说。

"不行吧？伤口处肯定有大量免疫细胞在打仗，我们会不会被当作外来敌人而被灭掉？"希希担心地说。

"你忘了，我们有泡泡衣护身啊。哦，不行，你手上有创可贴，我们进不去。"关天乐忽然停住了脚步。

希希正在教室里心不在焉地听着专家的报告，她一边把玩手里的笔，一边有一搭无一搭地做记录。忽然，她听到一个声音说：

"快把创可贴打开，快呀！"

希希左看右看没人说话，心里好奇，就把创可贴打开了。她发现伤口虽然不大，但伤得比较深，有点红肿了。

就在此时，纳米小人的希希和关天乐在泡泡衣的掩护下，趁机进入了伤口，开始亲历免疫细胞大战。

皮肤下的护城大战

当希希的手指被扎破的那一刻，皮肤里的免疫大战就正式开始了。

细菌从四面八方涌来，想通过伤口冲过皮肤城墙，到营养丰富的人体内"淘金"。

守在皮下最前线的是几十亿的巨噬细胞大军，它们正在一边巡逻，一边清理体内"垃圾"；还有几十亿巨噬细胞战士紧紧守护着肝、脾、肠道和大脑等，并随时待命。

皮肤城墙破防的消息传来，边防首领大巨立刻下达作战命令：

"冲啊，绝不能让一个敌人进来，誓死捍卫国土！"

"冲啊！杀呀！"

巨噬细胞战士们纷纷朝伤口处聚集，投入战斗。

瞧！它们虽然身材魁梧，却柔软灵活，像一只只会变形的白色章鱼，不断伸出长长短短的触手捕捉入侵的敌人。它们的杀敌绝技是吞食。每个巨噬细胞能一口气吞掉100多个细菌。它们虽然以贪吃闻名，却没有嘴巴。不，可以说它们浑身都是嘴巴。它们抓住细菌后，肚子立刻凹进去，形成一个大嘴似的窝，把细菌塞进去后立刻包住，转眼肚子又恢复了原样。

"哇，它们吃掉了细菌，好厉害啊！"

希希见这么多身形巨大的免疫细胞与细菌激战，兴奋地大呼。

"瞧，那是大巨，它是巨噬细胞的首领，也是前线总指挥。它们是人体免疫系统第一道防线中的第一战队。平时像个清道夫，清理老弱病残细胞。一旦投入战斗，就像气吞山河的勇士，会吞掉一切病原体。"关天乐也被眼前的情景震撼了，心想，"如果不是身临其境，就不知道这些细菌见了大巨的部队有多恐怖。"

"什么是病原体？"希希问。

"病原体就是能引起疾病的微生物、寄生虫等，比如细菌、病毒、真菌……"

"呀，那么多家伙对我们虎视眈眈啊！"希希惊奇地叹道。

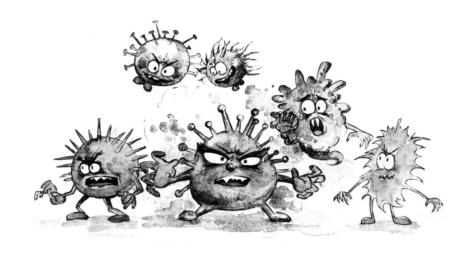

　　"是啊，人一生中可能至少要受到一百多次病原体感染，如果不是免疫系统保护，我们哪能健康地生活。"

　　关天乐说着忍不住又看了一眼希希的手，希希赶紧把手藏到背后。

　　经过大巨战队的激烈抓捕，细菌的数量渐渐减少了。

　　此时，巨噬细胞的弱点也暴露了出来。它们越来越不容易抓到细菌，往往还没等靠近，细菌就跑了。哪怕它们从背后悄悄接近，细菌就像浑身长了眼睛，总能立刻逃掉。

　　"大巨的兵也太笨了！"希希着急地说。

　　"别埋怨它们，是细菌太狡猾了。你没发现细菌逃得那么快，隐藏着什么秘密吗？"关天乐看着希希，希望她能找到答案。

"难道它们能掐会算？"希希傻傻地猜测。

"错！因为巨噬细胞身上是带负电荷的，细菌身上也带负电荷。物理书上说，电的特性是'同性电荷相斥，异性电荷相吸'。就是说负电荷和负电荷、正电荷和正电荷是相互排斥的。所以，巨噬细胞一靠近，同性电子之间就产生排斥力，自然而然地就把细菌推远了。"

"原来是这样啊！"

希希没少看科普书，还是知道电子的，也知道电子带负电荷，负电荷和负电荷是互相排斥的。不过，希希怎么都不会想到，小小的细菌竟然会利用物理原理逃离免疫细胞的追捕。

"巨噬细胞们怎么办呢？"

"别急，它们要是打不过细菌，自然会请求援兵的。"关天乐不紧不慢地说。

"它们吃掉这么多细菌，会不会中毒呀？"希希担心起来。

"不会的。这些细菌是巨噬细胞的美食。细菌被吃掉后，会在巨噬细胞体内被分解成有营养的物质，如氨基酸、脂肪和糖什么的，变成巨噬细胞的营养餐。"

"真有趣，难怪巨噬细胞那么贪吃。"希希笑道。

"还有，巨噬细胞把这些细菌吃掉后，会把它们分解成一个个小片段，放在自己的表面，形成一种叫'抗原'的标识，这个标识可以告诉战友们，自己吞过的细菌是这样的，让大家记住，快配备武器精准打击。"

"太有意思了！"希希越看越好奇。

"哼，我不带你来，你一辈子也别想看到这么精彩的免疫大战。"关天乐自夸地说。

"谢谢你，天乐，"希希真诚地说，"我有个问题，想向你请教。"

"好啊，难得你这么爱动脑筋。"

"细胞肚子里不是有线粒体吗？我知道它是为细胞提供能量的。书上说，线粒体也是细菌，本来不是细胞的一部分，它怎么成了细胞的一部分呢？"

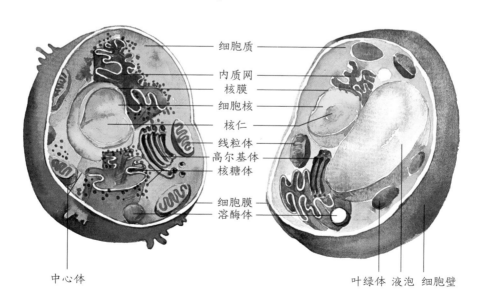

细胞质
内质网
核膜
细胞核
核仁
线粒体
高尔基体
核糖体
细胞膜
溶酶体

中心体

叶绿体 液泡 细胞壁

"哦，这个我还真不知道。"关天乐被难住了。

"让我猜猜，是不是在很久很久以前，人体细胞也像巨噬细胞一样把线粒体当营养包吃的。有时候吃饱了，就剩下个把线粒体没消化，后来发现线粒体在自己体内能产生能量，不用天天找饭吃了，就放它一马，从此合体了……"

希希的话没说完，关天乐就拍着腿大笑起来：

"哈哈哈哈，没想到毛毛躁躁的希希也有科学家的思维了。"

"我说错了吗？"希希有点不好意思地问。

"没有，没有，好得很。我觉得你说的有道理。不过，我也不知道你说的对不对，回去以后我查查资料，或者问一下我爸。"关天乐虚心地说。

"好呀，好呀……"

希希受到表扬，开心极了，思维大开：

"天乐，我还有个问题。"

"嗬，时隔半天，真是刮目相看了。"天乐像个老师似的点着头说，"提出问题比学会一些知识要重要得多得多。快，说说看。"

"这些免疫细胞又没有眼睛，是怎么分清谁是敌人，谁是自己人的？"希希问。

"好问题！这个不难回答。它们有'鼻子'，闻闻就知

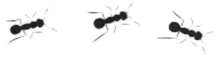

道了。"关天乐笑道。

"乱讲，细胞哪有鼻子，怎么闻？"希希不信。

"真的。地球上的任何生命身上都有蛋白质。细胞、细菌和病毒，都有自己特定的蛋白质，就像名字和标签。免疫细胞就是利用这些特定的蛋白质的不同'味道'来区分敌我的。我这样说你懂了吗？"

"嗯？"

希希歪着头，看样子没听懂。

"打个比喻。这个道理就像蚂蚁区分敌我靠气味是一样的。蚂蚁见面都会用触角闻一闻对方的味道。每一个蚂蚁窝都有自己独特的气味，也就是家族密码。如果对方和自己是一个气味，就是自己人；气味不一样的就是入侵者，就会打起来。"关天乐解释得可真耐心。

"噢，明白了。"希希对蚂蚁的习性还是很熟悉的，"它们的鼻子长在哪里？我怎么看不见？"

"说是'鼻子'，其实在生物学上叫受体。"

"受体是什么？"

希希喜欢刨根问底，关天乐不但不烦，还特别愿意回答。他原本就是个科学探索小狂人，现在有人请教科学问题，乐得当一回老师。

"受体是插在细胞膜上的蛋白质识别装置，一头在外，一头在里，能让细胞知道外面的情况。受体负责细胞之间的交流和通信，告诉细胞怎么行动。所以，严格来说受体不仅是细胞的'鼻子'，也是细胞的'嘴巴'、'眼睛'、'传令兵'、'导航器'……"

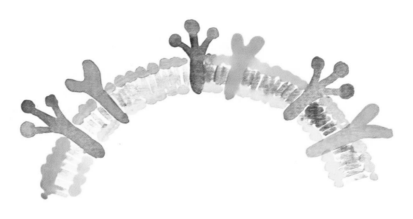

"哇，它们的'鼻子'得多忙呀。"希希一惊一乍地说。

"它们的'鼻子'多呀。一个细胞表面有一半地方是留给受体的，它上面分布着几百万个各种各样的受体呢。"

"我的天！"希希大喘气说道，"那么多受体为一个细胞服务，难怪它们那么灵敏。"

"它们也会'看'，比如对于长鞭毛的细菌，免疫细胞不用闻就知道它是坏蛋。因为我们身上的细胞没有一个是长尾巴的。"

"哇，生命可真奇妙！"希希感叹道。

"站住，不许动！"

随着一声呵斥，巨噬细胞首领大巨迎面走来，厉声盘问："战斗这么激烈，你们为什么在这里乱逛？"

"嘿，大巨首领，你好。"希希好奇地伸长脖子打招呼。

"好啊，你是个坏蛋！"

大巨猛然伸出触手来抓，吓得希希大叫：

"别吃我，我不是坏蛋！"

"快把脑袋缩进去！"关天乐大声喊道。

希希吓得脖子一缩，躲进了防护泡泡衣里。大巨也立刻收回触手，疑惑地看着这两个有点怪的小"细胞"，又伸出触手"闻了闻"，大概没发现异味，便转身去追细菌了。

"好险！"

关天乐被吓出一身冷汗，叮嘱道："希希，千万不要随便把头伸出来。我们虽然不是细菌，可巨噬细胞除了吞噬细菌，也清理垃圾。它们不会放过任何一个异物，更见不得半死不活的细胞。"

"我再也不敢了。"希希吓得脸都黄了。

"幸亏我们有泡泡衣，它不但能保护我们，还能让我们的脑电波和生物化学信号互相转换，让我俩能交流。最重要的是，它也能防止细菌和病毒攻击我们。"关天乐自豪地说。

"你爸爸真厉害。他不会是外星人吧？"希希觉得这泡泡衣的科技含量高得有点不可想象。

"也许，我严重怀疑。"

关天乐说这话的时候，完全不像在开玩笑。希希差点又被吓着：

"切！"

皮肤下的保卫战异常激烈。

细菌们个个身怀绝技，想方设法往里钻。

一个巨噬细胞接连吞噬了上百个细菌，累得精疲力竭，再也无力战斗了。如果没有战争，它原本可以活几个月，如今生命却到了尽头。它缓缓地躺下去，在失去生命之前，用尽全力发出了最后的召唤：

"快来收拾，谢谢！"

一个巨噬细胞士兵闻讯赶来，它没有悲伤，只是利落地清理了已经化为碎片的战友，又匆匆赶去杀敌了。

"天呐，这么多士兵都战死了，它们就不怕牺牲吗？"希希的眼泪都快出来了。

"它们都是为保家卫国而生的，没有一个贪生怕死。"关天乐说着，猛地看向希希受伤的手，"你不注意卫生，伤口有些感染了，这些巨噬细胞怕是抵挡不住细菌的进攻，估计已经有细菌越过第一道防线了。"

"我，我错了。我以后一定注意卫生。"嘴硬的希希这么快就承认错误，在过去是根本不可能的，"怎么办啊，我们能帮它们吗？"

"别担心。这才是第一道防线，援兵很快会到的。"关天乐说。

巨噬细胞损失严重。

此时，血管里的单核细胞接到前线吃紧的消息，正在加紧生产巨噬细胞。一些新战士不断来到战场。在其他地方驻守的巨噬细胞，也派兵支援前线。

细菌不断往里涌，一些细菌开始在伤口内繁殖。巨噬细胞前赴后继，仍阻挡不住细菌的逃逸。

首领大巨见情况不妙，便让大家释放细胞因子，召唤后援部队。

细胞因子是一种小分子蛋白质，它们肩负着信使的重任，会将前线的情报传递出去。

霎时间，细胞因子纷纷从巨噬细胞体内飞出，向四面八方狂奔。而释放了细胞因子的巨噬细胞们，身体耗尽能量后骤然缩小，渐渐凋亡了。

它们在用生命发出呼救。

"瞧，这些细胞因子去搬救兵了。"关天乐担忧地说，"细胞因子的数量这么多，看来战场的情况很严重，一定会

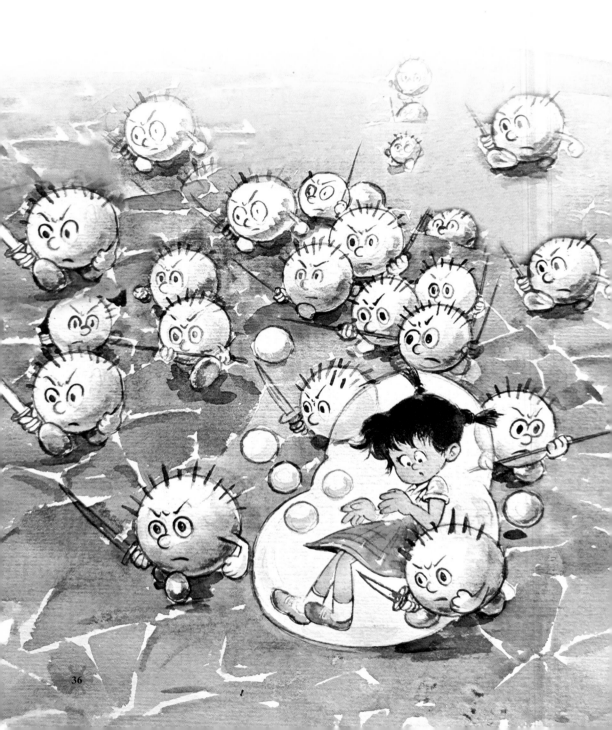

有大量援兵来的。"

"喂，小因子们，你们去哪里呀？"希希追着问。

"不是去一个地方！"

一个细胞因子回答说，话音未落就跑没影儿了。

"我想去看看。"

希希的好奇心上来了，想跟踪细胞因子们，却被关天乐拉住。

"别走，马上会有一场大战。你小心跟紧我，别被那些六亲不认的中二们给灭了。"

"你说什么？"

希希一头雾水，看着细胞因子们飞走了，只好跟随关天乐躲在离伤口不远的角落里，等着看"好戏"。

关天乐趁着空闲，给希希讲细胞因子们去了哪里。

收到小因子们求援信息的至少有两支战队。

一支是深藏不露的导弹兵 B 战队（B 战队）。

这是一支属于第二道防线的特种兵战队。它们不属于第一道防线指挥部管辖。小因子们之所以把信息送来，是因为知道这里是"导弹"基地，可以生产精准打击敌人的武器——抗体。

B 战队这么厉害，是不能轻易被动用的。

指挥部会把重量级武器用在最关键的时刻。因此，B 战队虽然接到了情报，但不应答。它们只是做好参战准备，按兵不动，等待第二道防线指挥部T战队长官的命令。它们必须接到第一道防线指挥部和第二道防线指挥部的双重命令才能启动。

此时，B细胞开始积极备战。它们一边严密监视敌情，把搜集到的情报按照第二道防线指挥部的阅读习惯分解得更加精细，以便情报员获取并送达指挥部；一边像孙悟空那样开始大量复制自己，一变二、二变四、四变八……迅速扩大队伍，每个战士都拥有识别敌人的本领。一切准备就绪，只待冲锋号响起。

而另一支接到求援信息的是中性粒细胞战队。

中性粒细胞和巨噬细胞同属第一道防线的战友，肩负同样的责任，当然会快速支援。所以，中性粒细胞战队积极应答，迅速行动，以最快的速度出兵。虽然中性粒细胞比巨噬细胞略小，但数量庞大，占免疫细胞总量的一半还多。它们人多势众，作战勇猛，是一支敢打敢冲的部队。中二将领做了简短的动员令后，就带领浩浩荡荡的大军，沿着细胞因子们的来路奔赴前线了。

一场激烈又令人哭笑不得的免疫大战就要拉开帷幕。

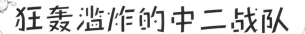

狂轰滥炸的中二战队

话说关天乐不让希希乱跑，等着看一场大战。希希按捺不住，不停地东张西望。

"快看，那是什么？"希希一惊一乍地喊道。

一个慌慌张张的家伙正在往里跑。只见它烤肠似的身上长满纤毛，后边长长的鞭毛尾巴快速摆动，像安装了高速马达，推着它飞速前进。

"哇，它长得好酷啊！"希希好奇地往前凑。

"快躲开，它是大肠杆菌！"关天乐一把拉开希希。

"啊，它不该在肠道里吗，怎么进来的？"希希吓得赶紧躲避。

"你说呢？瞧你的脏手，它恐怕早就在上面了。"关天乐一脸嫌弃地说，"这就是你平时不讲卫生的后果。说不

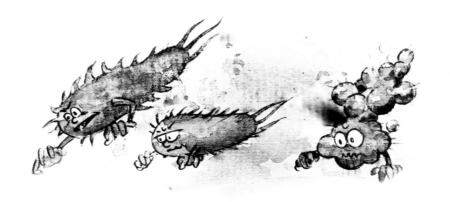

定你手上的创可贴也被弄脏了，不然，它没那么容易钻进来。"

"我，我……"

希希一脸窘迫，赶紧把手藏到背后，偷偷在衣服上蹭了几下。

"好了好了，不要以为衣服有多干净。"

关天乐看都不看就知道希希那些习惯动作。他和希希住在一个楼里，从上幼儿园就在一起，对她最了解。什么手背揉眼睛，衣服当手帕，指头抠鼻孔，吃饭不洗手，嗅闻臭袜子，都是希希的日常。见有大肠杆菌进来，他眼前立刻出现这样的画面：希希洗手时随便胡噜一把，湿了湿手心，又在裤子上蹭了蹭。一些细菌便在希希的指缝、手背和指甲里藏了起来。希希的皮肤一被扎破，这些细菌就争先恐后地往里边跑。

这时，又有各种各样的细菌跑过，有金黄色的葡萄球菌、弯弯曲曲的螺旋菌、玩具似的链球菌等。它们大多数在逃逸的路上就被巨噬细胞拦截吞掉了；也有个别逃过了抓捕，拼命往里跑。

"它们跑了，快抓住呀！"

希希扑上去，想抓住一只大肠杆菌的鞭毛尾巴。

"不要啊，危险！"

关天乐话音未落，希希就被飞速旋转的鞭毛带动的力量甩了出去。大肠杆菌恼了，回身冲着希希扑过来。

"啊，天乐救我！"希希吓得大叫起来。

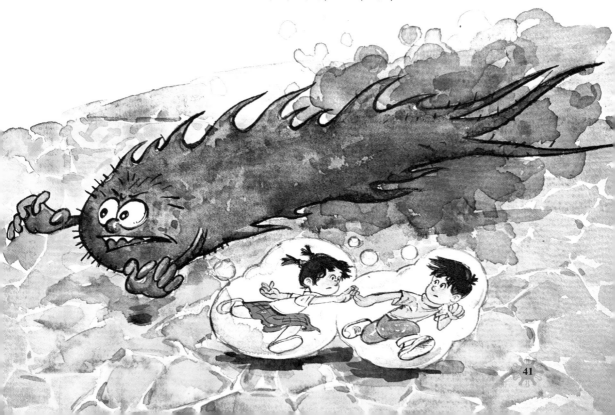

关天乐抓住希希的脑袋，使劲把她按进泡泡衣里，刚想拉着希希跑开，忽然喊道：

"不好，有沙门氏菌进来了！"

"啊，它们厉害吗？"希希紧张地问。

只见一个沙门氏菌没有躲避前来阻击的巨噬细胞，而是主动让其吞噬。

"太好了，沙门氏菌被吞掉了。"希希拍手笑道。

"高兴什么呀，沙门氏菌是故意这样做的。"关天乐白了希希一眼说。

"为什么呀？"

"它们不会被巨噬细胞消化掉的，能在巨噬细胞的肚子里释放多种蛋白，劫持营养物质加厚自己的细胞膜，伪装起来，这样它们就能避开巨噬细胞免疫系统的检查了。"关天乐担忧地说，"谁让你乱吃零食呢，你一定是吃了不干净的东西。"

"我再也不敢乱吃东西了。"希希急道，"怎么办啊？"

嗵——

巨噬细胞膜被穿了个洞。

"怎么回事？"希希大惊。

"这是沙门氏菌发射的'毒力因子'弹，击穿了巨噬细胞膜，是在向外发信息，召唤其他免疫细胞来吞噬将死的巨噬细胞，好把自己转移到新的细胞肚子里去，避免和这个巨噬细胞同归于尽。"

"这家伙太坏了！"希希气愤地说。

"是啊。它们的计谋要是得逞，免疫细胞就拿它们没办法了，需要吃消炎药才能消灭它们。"关天乐说着叹了口气。

"我吃药，我一定吃。"

希希吓得恨不得立刻吃药，把沙门氏菌灭掉。

就在此时，一阵喊杀声传来：

"冲啊，杀呀！"

伴随喊声而来的是千军万马的壮观场面。上百亿的圆形白色细胞蜂拥而来。它们数量巨多，斗志高昂，个个视死如归，奋不顾身地投入战斗。

"瞧，中性粒细胞来了。"关天乐小声说。

"它们是信使小因子请来的援兵吗？"

"是的。它们是免疫细胞中数量最多的一支部队。"关天乐淡淡地说，看不出有多高兴。

"太好了！"

希希瞪着大眼看去。

这些中性粒细胞好像也没什么大本事，它们和巨噬细胞一样也是贪吃的大肚汉，快速吞噬着细菌，一个个很快吃得滚圆。

当双方数量都大幅减少时，细菌们又故技重演，靠"同性电荷相斥"的绝技逃避追捕，躲起来加速繁殖。

"这些大兵看起来呆头呆脑的，除了数量多，也没什么绝杀招数啊！你瞧，细菌又多起来了。"希希着急地说。

"别急，它们有自己的办法。"

关天乐话音刚落，中性粒细胞开始从身体内向细菌抛扔"炸弹"。这些"炸弹"是一些化学颗粒，对细菌、病毒有很强的杀灭作用。炸弹颗颗炸开，像手榴弹碎片一样乱飞，把细菌表面割裂开，细胞一个个被爆头。炸弹一片片地被抛出，细菌一个个地中弹死去。

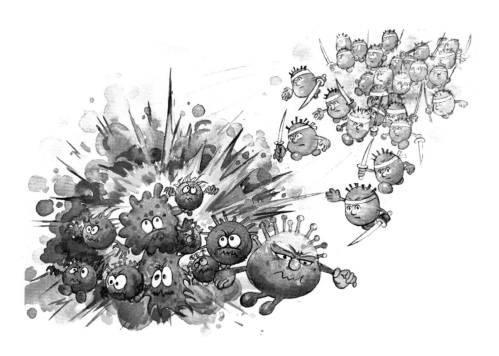

可是，周围的普通细胞们纷纷提出了抗议。

"喂，你们是什么兵呀？六亲不认，连自己人也一起打。你们这是杀敌一千自损八百啊！"

"你们简直是土匪，滥杀无辜！"

周围的一些原住细胞愤怒地斥责着。在这场狂轰滥炸中，它们的亲友们被中性粒细胞的炸弹误杀，死的死，伤的伤，一片凄惨。

"同胞们，听我解释。我们中性粒细胞战队奉命前来杀敌，必须阻止细菌逃入后方，这是死命令，实在顾不上那么多。这些牺牲的细胞居民们，就当上战场为国捐躯了吧。我中二作为将领，给它们鞠躬，向它们道歉！"

中二将领此话一出，大家立刻炸了锅。

"嘿，这叫什么话，还将领呢，听名字就够二的！"

"你们该叫'瞎猫'战队！"

希希也被气坏了。自己刚才要不是躲得快，差点就被这些愣头儿青们给炸伤了。泡泡衣的防护作用，面对这些狂轰滥炸的"瞎猫"们根本不管用。

"喂，我说中二将领，你们在战场上敌我不分，就不该来参战！"希希为那些无辜伤亡的细胞和被炸伤的巨噬细胞鸣不平。

"是啊，你们不能像特种兵一样，训练好后再上战场吗？"

"大巨的战队就不会滥杀无辜，全怨你这个将领指挥不当。"

大家七嘴八舌地指责着。

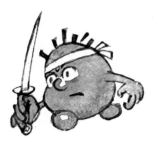

"这，这……"

中二将领的脸色青一阵白一阵，惭愧得汗都流了下来。

巨噬细胞们没跟着起哄。

首领大巨的脸色非常难看。尽管在这场混战中，也有很多巨噬细胞被误伤，可它没有抱怨。它能理解这场战役的意义，所以，也能理解付出的意义。何况，巨噬细胞们已经战斗到连说话的力气都没有了。

"对不起了，同胞们。我们中性粒细胞战队不是敌我不分，是为了阻止细菌深入不得已啊。请大家息怒，保护好自己。激烈的战斗还在后面。城墙破防将近一天了，细菌们正在大量繁殖，至少已经繁殖了 10 亿个。"

中二将领说到这里时，被一阵惊呼声打断。

"啊，这么多！"

"是的。所以，不采取过激一点的措施，大面积地消灭敌人，一旦防线被突破，后果会很严重的。"中二将领说到这里，神情有些悲壮，"你们瞧，我们自己死伤了多少战士。我们的战士为了保家卫国，没有一个是贪生怕死的。

接下来，战斗会更加残酷。它们是携带着自毁装备上战场的，没有一个想活着回去！"

大家都沉默了。

"报告首领，发现了被沙门氏菌感染的巨噬细胞，已经被中性粒细胞的炸弹击中死亡了，避免了一场感染暴发。"一名巨噬细胞战士赶来向大巨报告。

"好，好！"大巨频频点头，"中性粒细胞们做了件大好事，尽管可能是无意做到的。"

关天乐长出了口气，对希希说："你可以不吃药了。"

"要是没有中性粒细胞参战会怎样呢？"希希小心翼翼地问。

"后果可就严重了。中性粒细胞是第一道防线的主力军，占白细胞的百分之六七十。要是没有它们英勇作战，你手上这点伤，说不定能要了你的小命。"关天乐说得有些激动。

"啊？"希希不说话了，默默想着心事。

没有谁再抱怨。

有的细胞开始帮助收拾战场，有的细胞回到原来的位置，变平、变大，奋力朝皮肤表面移动，让自己尽快成为皮肤城墙的一块砖。

"快走，希希。"关天乐拉了一下希希说。

"去哪里？中二将领不是说更激烈的战斗就要开始了吗？我们不能帮它们，起码可以记录战斗经历，让更多的同学知道它们的事迹。"希希好像一下子长大了，话语中满满的英雄情结。

"我怕你被战场的惨烈吓到。"关天乐说。

"我不怕。要是我有杀敌的本领，也会跟敌人拼的！"希希勇敢地说。

"好，好！你成长够快的。记住保护好自已，别探头探脑的。"关天乐把希希的脑袋往泡泡衣里按了又按。

"冲啊！"

"杀呀！"

一场更加激烈的保卫战开始了。

细菌的繁殖速度真快，一转眼，密密麻麻的细菌从四面八方涌来。特别是一些经过战争没有被杀死的细菌，千方百计想绕过战士们深入后方。

"绝不许敌人前进一步，冲啊！"

中二将领一声令下，中性粒细胞战士们纷纷开启疯狂的自杀式攻击。它们一群群地追击细菌，让细菌无处可逃。然后，中性粒细胞战士们突然爆开肚子，喷出肠子似的储存遗传信息的 DNA 双螺旋结构，对着细菌乱舞一气，在细菌周围形成一张大网，将细菌困在里面。它们似乎在说：

"哼，我们就是粉身碎骨，也绝不能让你们逃掉！"

失去 DNA 双螺旋结构的战士们奄奄一息，在生命弥留之际，仍然不断朝被困住的细菌投炸弹，挣扎着爬过去吞噬敌人，直到精疲力竭，再也无法移动。

"哇——"

希希哪里见过这么惨烈的战争场面，悲伤地放声大哭。

"这些中性粒细胞战士们太勇敢了！我刚才不该指责它们，大家都不该指责它们。它们是保家卫国的英雄，每一个都是英雄！"

"看看，我说不让你看吧，你偏要看。"关天乐埋怨道。

"哼，你就是个冷血冻男，这么多战士死得那么惨，你竟然一点也不难过！"关天乐的冷静激怒了希希。

"瞧你那无知的样子，白聪明了。"

关天乐翻了希希一眼说。

"是你太冷血，和无知有什么关系！"希希不理关天乐，转身独自朝前走去，一边走一边哭道，"我不和冷血冻男为友。从此你走你的路，我走我的路！"

关天乐没去拦希希，而是跟在后边默默地陪着。

"你跟着我干什么？"

希希停住了脚步，回头瞪着关天乐问。

"看你哭挺好玩，嗯嗯嗯，嗯嗯嗯……"关天乐夸张地

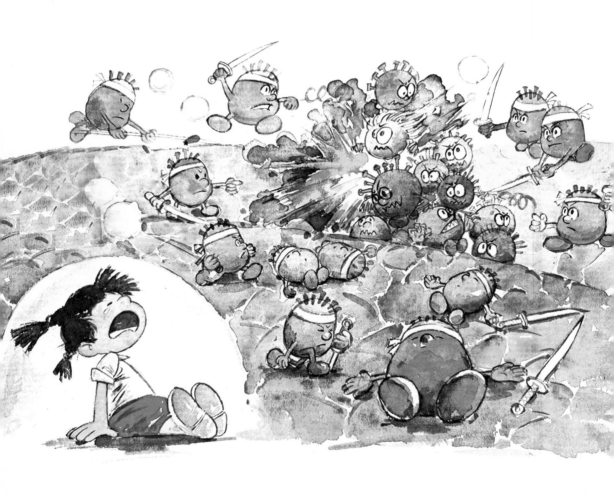

学着希希的样子，滑稽又可笑。

"你真好意思啊，关天乐！那么多战士壮烈牺牲，你还有心思开玩笑！"希希气得小辫子差点飞起来。

"别生气啊，你听我说。"

关天乐不闹了，认真地说："中性粒细胞非常勇敢，可是，它们的寿命很短，不参加战斗也只能活两三天。即使没有战事，它们也会启动自杀程序自己死亡的。"

"啊！为什么？"

希希大吃一惊。

"新旧更替是为了保持我们身体旺盛的免疫力呀。我们身体里每天都有上千亿的中性粒细胞战士死去，也有上千亿的中性粒细胞战士诞生。每时每刻，周而复始，这就是生命的循环。"关天乐耐心地说。

"怎么会这样？"希希被震撼到了。

"所以，你为了这个哭，怕是得天天哭几场，还不得哭成'瞎猫'，见了谁都一顿狂喷。"关天乐很见不得希希哭。

"难道没有更好的办法，不这么生生死死地折腾吗？"善良的希希接受不了这样的事实，转过身悄悄抹去了眼泪。

"生命进化了几十亿年，总有自己的道理吧。"关天乐像个循循善诱的老师，不紧不慢地说，"你不觉得中二们很危险吗？"

"危险？"

希希不解地看着关天乐。

"是啊。它们是数量最大的免疫战队，国防安全没有它们不行。可是，当没有敌情的时候，它们的存在就很危险。万一将领指挥失灵或接到了假情报，它们敌我不分、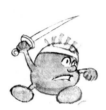狂轰滥炸的战术就会对身体造成很大威胁。别忘了，它们可是有'瞎猫'之称的战队啊！它们的生命周期短，可以防止错误行动延续，身体很科学，不是吗？"

"唉，同是细胞，命运却这么不同。"希希深深叹了口气说。

"细胞们无论什么命运，都是身体整个国防安全的需要——也就是免疫系统保护的需要。牺牲小我，保卫大我，这就是免疫细胞的使命。'生命的意义不在于长短，在于存在的价值。'——这不是我说的啊，是咱们班主任总爱唠叨的话。"

"哦？"

希希愣了一下，半天才回过神来。她早已把免疫细胞们当成战士，把自己当成了一名战地记者。她认真回想着刚才见到的情景，还是无法平静下来，自言自语地说：

"我要是像它们那么优秀就好了。"

"你已经很优秀了。你学习不错，爱帮助同学，还是班里的宣传委员。瞧，你现在这样子像极了记忆性 T 细胞。"关天乐笑道。

"那是什么细胞？"

"它们属于第二道防线战队，负责记录所有来犯之敌的特征，相当于对敌作战资料库。敌人一旦被记忆性 T 细胞记住，要是再出现，身体免疫系统就知道怎么对付，能精准打击。所以，像腮腺炎、天花这样的一些病毒，人得过一次能终身免疫，就是因为被免疫系统记录在案了。"

关天乐越说声音越小，他既要细心观察免疫系统的工作状况，把资料同步传到爸爸的实验室，又要当希希的解说员和老师，还要时刻保护希希的安全，实在太累了。

"我能看到这个资料库吗？"希希异想天开地说，"我要是能知道怎么对付那些病毒、细菌，长大以后能研究出很多新药来。"

"我做梦都想看呢，可惜那里至少存储了五万年的资料，几辈子都看不完。累了，快歇会儿吧。"

关天乐说着坐下来，脑袋一歪就睡着了。

希希也感到累了，朝关天乐身边挤了挤，瞬间也睡着了。

教室里，专家的报告还在进行。

希希看似在写笔记，其实心思根本没在听报告上。她把手指上脏兮兮的创可贴揭开、粘上，一会儿又揭开，看起来像得了强迫症。忽然，她发现自己的伤口发炎了，上面出现一些黄色的脓液。她转过身，将发炎的地方给关天乐看。关天乐说，这是那些拼死保护她的免疫细胞献出的生命，当然，也有敌人的尸体。炎症出现说明伤口恶化。关天乐让希希下课后去卫生室上点消炎药。希希不去理会，心想，要是伤口被封住，自己和关天乐就不方便进出了。

前线战况很不乐观。

虽然有中性粒细胞战队的支援，但战士们采取的是自毁式的战斗方式，一顿狂轰滥炸，消灭了大部分的细菌，也伤了不少普通细胞，却阻止不了更多细菌卷土重来。巨噬细胞战队和中性粒细胞战队损失惨重。战场一片狼藉。

伤口开始出现炎症。

这是一个危险的信号。

巨噬细胞和中性粒细胞一起释放细胞因子告急，请求后援。

细胞因子们十万火急地奔向四面八方，将求援信息送到后援部队。

激烈的战斗间隙，有了片刻安宁。

精疲力竭的战士们一边追踪剩余的细菌，一边清扫战场，清理细胞碎片。

有些细胞是自然凋亡的，形成的碎片有完整的 DNA 双螺旋结构和线粒体，会被回收后重新利用。一些非正常死亡的细胞碎片的 DNA 双螺旋结构不完整了，会成为警报信息，起到通报战况的作用。当这些碎片和前线部队释放的细胞因子达到一定浓度的时候，蛰伏在皮下的肥大细胞就会被唤醒。

肥大细胞的参战，将会使希希的伤口出现意料不到的变化。

吹号的肥肥和补体精灵们

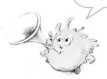

匆匆乱飞的细胞因子们惊醒了正在梦中的关天乐。

"希希，快醒醒。瞧，这么多的细胞因子，战况不妙。"

"啊，要打大仗了吗？"希希看着从身边匆匆乱飞的细胞因子问。

"是的。"

"前线的战士们可以多放出些细胞因子，多调集部队参战啊！"希希说。

"那可不行。要是战场上不需要那么多兵，会引起严重后果的。听说过'细胞因子风暴'吗？"关天乐问。

"没有。"希希摇着麻花辫说，"就是有很多很多细胞因子，像暴风雪吗？"

"嗯，差不多。你以为细菌、病毒真想杀死人吗？"关天乐忽然问道。

"不然呢？"希希把眼睛瞪得溜圆。

"细菌和病毒为什么要入侵人体？它 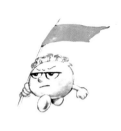 们是为了找到一个营养、温暖的家园，所以，它们并不想杀死国王，同归于尽……"

"什么意思？难道免疫细胞要杀死自己的国王吗？"希希大惊。

"那倒也不是。别忘了，杀死病原体是免疫细胞的天职。数量最多的中性粒细胞打起仗来可是不分敌我的。要是不管不顾地释放细胞因子，相当于刮一场'细胞因子风暴'，调集的部队越多，仗就打得越激烈，对器官的伤害就越大，生命就危险了。"

"我知道了。免疫系统会根据战况来部署兵力，对吧？"希希大彻大悟地说。

"是喽。你还是很聪明的。"关天乐观察了一下说，"估计肥肥们该出场了。不过，它们的操作你不一定喜欢。"

"肥肥是谁？"

希希又好奇了，立刻瞪大了眼睛。

"肥肥的学名叫肥大细胞，是一些比巨噬细胞还大、看起来神经兮兮的家伙。"看来关天乐对肥肥们不怎么欣赏。

"为什么这么说？"

希希兴趣更大了。

"自己看。"关天乐说。

细胞因子的求援，炎症的出现，唤醒了正在皮下待命的肥大细胞战队。它们接到的警报是——前线紧急，速来增援。

肥大细胞因长得肥肥大大而得名。它们看起来笨笨的，可肚子里有大量强酸性化学弹。接到命令的肥肥们没有丝毫犹豫，立刻赶往前线。

肥肥们来到战场观察了一番，二话不说就开始频频发射酸弹。它们比中二细胞还敌我不分，一阵狂轰滥炸，战场内外顿时一片狼藉。无数细菌被杀伤，也有很多巨噬细胞和中性粒细胞，以及无辜的普通细胞被伤害。

伤口的炎症更严重了。

大家的指责声响成一片。

"这是什么神经大兵啊，是清理垃圾剩下的吗？"

"你们是来支援自己人的，还是来搅局的？"

"我们要告你们去，请求特种兵出战！"

…………

肥肥们并不感到羞愧，反而喊道：

"好啊，欢迎大家告状，最好向国防指挥部告去，告状的越多越好！我们帮着你们告！"

肥肥们开始释放大量细胞因子。

小因子们又是一阵狂奔，飞向四面八方。

肥肥们又释放了一些化学信息，周围的血管受到刺激开始扩张，像猛地打开了水闸，大量液体流出来，冲刷着伤口。

"不好，洪水来了！"

希希吓得拔腿就跑。

"别害怕。肥肥们在清理战场，给后面的援军腾地方。"关天乐不急不慢地说。

"为什么？肥肥们那么大个头，怎么不去杀敌呢？"希希不满地说，"这么折腾不是火上浇油，加重炎症吗？"

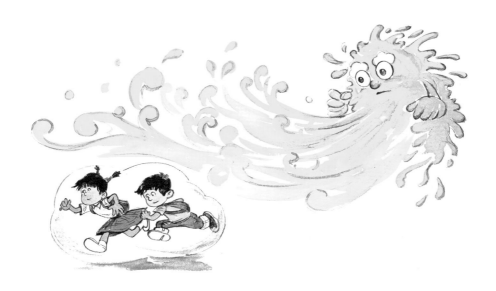

"它们哪有大巨战队的本事，吞噬能力差多了。它们这么做是在向身体施加压力，让周围那些平民百姓帮着一起呼叫后援部队。你的伤口肿了吧？是不是在流黄水？放心，大脑接到疼痛信号，自然会派重要援兵来的。"

　　"啊？它，它们……"

　　希希做梦也没想到，前面的免疫细胞个个英勇无比、不怕牺牲，连愣头儿青似的中性粒细胞打起仗来也不含糊。可肥大细胞竟敢利用平民的痛苦，给指挥部施加压力。

　　"够神经吧？告诉你，我们呼吸道里进来花粉后，咋咋呼呼、虚报敌情造成过敏症状的也是它们。"关天乐笑道，"它们像不像时不时乱吹号的司号员？"

　　"哼，它们是有点神经兮兮的。"希希担心地问，"特种兵会出战吗？"

　　"现在不会。我猜，补补们该出场了。"

　　"它们是更大的免疫细胞吗？"

　　"不。它们不是细胞，是由30多种蛋白小精灵组成的群体。怎么比喻呢？它们有点像免疫系统的警犬。个头特别小，比细菌还小，不，比病毒还小。把普通细胞比作大象的话，补补就像是蚂蚁。不过，它们抱成团照样能做大事。"

　　"它们那么小能干什么，给皮肤城墙打补丁吗？小蚂蚁垒万里长城，得到猴年马月。"希希不屑地说。

"别看不起这些补体蛋白，作用大着呢。瞧，它们来了！"

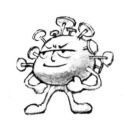

一些像微型积木抱在一起的补补们，正四处漂游。它们移动速度极快，自在又活泼。

"它们好悠闲啊！"希希羡慕地说。她心想，它们真的太小了，要不是几十个叠罗汉似的抱在一起，根本看不见呢。

"补补嘛，本来就是后备力量。它们被用着时是有用之才，用不着时就游手好闲。不过，天生我材必有用。这些小精灵们身怀绝技。它们也有自己的队长。瞧，队长就是最上面那个，叫 C3，是一种最重要的补体蛋白。"

这些深奥又有趣的知识，被关天乐这样讲出来不仅好懂，还很有趣。到现在为止，还没有什么问题能难倒他。希希心里生出一种愿望：自己以后也想成为关天乐这样的学生，懂很多很多科学之谜，也懂很多很多道理。

"嗨，你想什么呢？"关天乐见希希发呆，便问道。

"前线打得那么惨，一定希望免疫系统派出强大的战队支援。我想象不出这些小小的补补们怎么参战。"希希担忧地说。

"别急着评价，你会看到的。"关天乐对希希有点不满地说。

这时，一个小因子跑来，对着 C3 队长耳语了一阵。

只见 C3 队长接到命令后，立刻精神抖擞，进入了战斗状态。它像变魔术似的把自己一分为二，变出两个自己。关天乐告诉希希，它们一个叫 C3a，另一个叫 C3b。

C3a 飞快地跑了。

"它跑那么快干什么？"希希好奇地问。

"它的任务是唤醒体内更多的巨噬细胞和中性粒细胞到前线来参加战斗，补充参战部队。当然十万火急。"关天乐说。

再看 C3b，已经开始参战了。

一个 C3b 发现了细菌，扑上去紧紧黏到细菌身上，甩都甩不脱。这时 C3b 突然变形，抓住了身边的一个补补。然后，这个补补又抓住其他补补，一个接一个，很快就搭成了一个平台。它们拉住更多的补补。转眼间，细菌的表面就布满了几千个补补，被它们团团围住。

此时，估计细菌们被吓得密集症都犯了，心想，这是哪里来的这么多小东西啊，甩又甩不脱，跑又跑不动，还不被活活困死？

"哈哈，这些小精灵们可真厉害，黏到细菌身上就甩不掉了。"希希拍手笑道。

"想想这是什么道理？"关天乐启发说。

"道理？嗯，它们是免疫细胞的警犬，天生护主，见了敌人就咬住不放，对吗？"希希说。

"哈哈，比喻得不错。不过，真正的原因是它们身上带了正电荷，而细菌身上带的是负电荷。"关天乐笑道。

"噢，'异性电荷相吸'，原来补补们一靠近细菌，就被牢牢吸住了。"希希恍然大悟，"这样巨噬细胞再抓细菌，是不是就容易多了？"

"没错，没错。补补们会把免疫细胞吸引过来。"关天乐开心地说，"现在你理解肥肥们为什么发神经了吧？因为它们讨厌中二战队敌我不分的'瞎猫'战术，特意请补补们来帮忙。"

"呀，我误会肥肥们了。"希希自责地说，"我应该向它们道歉。"

"它们才不在乎你道不道歉。忠诚是写在免疫细胞基因里的，保家卫国是它们一生的目标。你健康，它们就高兴；你不爱惜自己，它们就会为了你的健康拼命战斗，直到生命的最后一刻，无怨无悔。"

听了关天乐的话，希希受到极大的震撼。她想到自己每天穿衣邋遢，吃饭挑食，睡觉拖延，不讲卫生，非常对不起这些免疫细胞战士。希希想到这里红了眼圈，低下头去，半天没说话。

"怎么了，希希，我是不是说错话了？"

关天乐最见不得希希哭。他见到其他女孩哭，会觉得娇滴滴的特别造作，惹人烦，嘴巴一撇看都懒得看。可大大咧咧的希希要是哭了，会让他觉得一定是发生了天大的事儿，特别受不了。

"没有。你说得特别好。要是原来我听你这么说，我是不会信的。现在我才知道原来好多事我都做错了。"希希低声说，像个犯了错被罚站的学生。

"嗨，你这个样子，我都快不认识你了。"关天乐挠着脑袋说，"其实吧，大多数孩子都是这么稀里糊涂长大的，因为很多家长也不知道里面的道理，就知道吼甚至打孩子。不过，我没挨过打。我从小就听爸妈讲细胞、人体八大系统、免疫系统啥的，慢慢就听懂了，就对大人说的那些健康生活的条条框框不那么反感了。"

"我以后也像你一样，管理好自己的生活，不熬夜看手机，不乱吃零食，注意讲卫生。你监督我好吗？"希希一脸真诚地说。

"没问题啊。哎，希希，你那么喜欢写东西，就把现在的经历记下来，以后写成故事讲给大家听，也许能帮到更多同学呢。"关天乐佩服希希的作文写得又长又多，好像有说不完的话。

　　"我在记录啊。"希希立刻高兴起来，"你和我想到一块去了。"

情报员老树

希希伤口的保卫战打到这个程度，来到了一个关键节点。

如果第一道防线的免疫细胞消灭了来犯之敌，战斗就结束了。巨噬细胞会清理战场，修补伤口，帮助千千万万的皮下细胞重筑皮肤长城。如果敌人没有被消灭，还越来越猖狂，前线战士们无法阻挡敌人的入侵，就需要启动第二道防线了。

第二道防线是不能轻易被启动的。

因为第二道防线的特种兵非常厉害，不到万不得已不能动用。它们的主力有特种兵T战队和导弹兵B战队。它们是否出兵，是要经过严密判断的。前面说到的导弹兵B战队接到前线的求援信息却没有出兵，就是在等待第二道防线指挥部的最后指令。

这时，一个重要的角色出场了，这就是情报员——树突状细胞。树突状细胞们在淋巴液中快速游走，搜集着情报。

希希和关天乐跟在一个树突状细胞后边，一边观察一边小声地交流着。

"我们不妨叫它'老树'，这是一个非常有经验的情报员。"关天乐说。

"哦，它们平时在哪里待着？"希希问。

"它们平时喜欢在皮下、黏膜和全身的淋巴结里游荡，就像巡视员，随时监控敌情。它们有两项任务：一是辨别敌人的身份是细菌、病毒，还是寄生虫，然后灭掉敌人，获取样本情报；二是根据敌情的严重性，决定是否激活第二道防线的战队参加战斗。"

"它们这么急火火地行动，是不是情况已经很严重了？"希希担心地说。

"是的。按说不应该呀，你的伤没这么严重……喂，你是不是想看特种兵出战，故意不上药让伤口恶化的？搞不好细胞被细菌占领了，说不定还有病毒混进来！"关天乐急了，眼睛瞪得溜圆。

"没，没有啊！"

希希躲避着关天乐的目光，故意指着老树说："你看，它的样子多像长满胡须的老树根，好可爱啊。"

　　"哼，它们有个习惯，估计你看了就不会再说它们可爱了。"关天乐说。

　　"什么习惯？"

　　"自己看呗。"

　　希希就使劲盯着老树，发现老树一边游走一边不断吞吃身边的淋巴液，吞下去吐出来，再吞下去再吐出来……

　　"呕——"

　　希希恶心得差点吐了："天呐，这是什么操作？太奇葩了！"

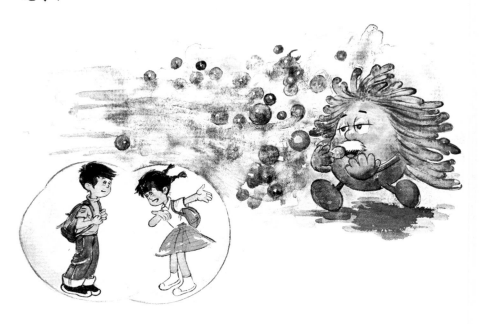

"哈哈，人家这是工作需要，在收集情报。"关天乐看见希希嫌弃的样子，乐得哈哈大笑。

"呸！有这么收集情报的吗？"希希啐道。

"瞧你大惊小怪的样子。它们这是在品尝体液的味道，辨别是不是有'异味'，也就是有没有敌情或异常。它们一旦发现问题，就会立刻采取行动。"

"免疫细胞身上不是有很多'鼻子'吗？可以闻啊，呕——"希希说着又差点吐了。

"瞧你那不聪明的样子。"关天乐笑道，"它们只靠闻可完不成任务。淋巴液中有外来敌人的残骸碎片，也有牺牲的细胞战士、细胞因子，还有黏在细菌表面的补体蛋白，当然也不排除有个别混进来的细菌和病毒。老树吞下这些液体后，会把敌人标志性的基因片段和一些重要的信息碎片打包，送到最近的特种兵情报站——淋巴结里去。"

"为什么要送到那里去？"希希追着问。

"那里是第二道防线的情报站，T战队的情报员就在那里。"

"T战队还有情报员啊，它们有很多分工吗？T战队是不是比第一道防线战队的兵多得多，个个都特别厉害？"希希好奇极了。

"好吧，你这么爱学，我就再诲人不倦一回。咱们边走边说。"关天乐见老树忽然急匆匆地跑起来，就喊希希跟上去。

"T细胞的家在骨髓里，妈妈是多能干细胞。它们和第一道防线的免疫细胞战士不一样，生出来不能直接上战场，是需要进行特种兵培训的。培训它们的军校就是胸腺。"关天乐说着，指了指自己的胸部正中间。

"我知道胸腺是免疫系统的一个重要器官，是分泌和调节激素的地方。可我不知道这里还能培训T细胞。"希希有点惊讶。

"是的。T细胞在胸腺军校中进行特训的过程非常严格和残酷，只有大约2%的T细胞能够顺利毕业……"

"这么少，比我们考名校还难啊！"

希希唏嘘不已，心想，幸亏自己不是一个T细胞，不然，关天乐保证能毕业，而自己一定是个留级生。

"在胸腺军校里，每个战士要学会交流，不能反应迟钝；要有一双能辨别敌我的火眼金睛，认识王国里的所有细胞，防止手持利刃却敌我不分地乱杀一气；每个战士还要掌握一种识别敌人的绝技，也就是说，每个T细胞必须携带一种识别敌人的标记——受体。所有的T细胞战士加起来，就有了识别自古以来全世界所有出现过的敌人的资料。这也就是说，这支战队阅读并记住了所有可能来犯之敌的资料，能够做到精准打击。"关天乐说着又开始手舞足蹈了。

"天呐，那得需要多少战士才能记住那么多资料？！"

"这么说吧，胸腺是最大的情报资料库。每天都有一两千万合格的 T 细胞战士从胸腺军校毕业，走进由几十亿淋巴细胞特种兵组成的战队中。尽管每支拥有同样受体的小队人数很少，少到可能只有一两个或几十个战士，但所有小队加起来，就组成了最全的特种兵 T 战队。这是一个浩大的、可以源源不断提供培训的、输出特种兵的巨大工程。直到国王年老体衰，军校关闭，工程才停止……"关天乐说到这里，忽然停了下来。

"天乐，你怎么了？"希希担心地问。

"我想起了爷爷，他今年已经 80 岁了。我看着他一天天衰老，想到他的胸腺军校可能已经关闭，他的免疫力在慢慢衰退……"关天乐难过得说不下去了。

"可以给爷爷换一个新的胸腺啊，让军校重新开张。"希希乐观地说。

"嗯，是的。现在科学越来越发达，有很多办法可以延长寿命。人类也许很快就能实现长生了。"关天乐苦笑了一下说，"可我爷爷不想通过这些科技手段活那么久。"

"为什么？"希希想不通。

"他崇尚自然，说人应该自然而然地来，自然而然地去。不然，地球上就装不下这么多的人口了。我爷爷还说，要是把他的大脑上传到网上，让他走后大脑仍然可以思考，可以和我们交流，倒是可以尝试一下。我爸不敢，连造一个纳米爷爷也不敢。嘿，说远了。"

"嗯，我能理解爷爷的想法，也能理解你爸。天乐，我想知道胸腺军校里有那么多留级生，它们会去前线当一名普通战士吗？"

"不会。它们会就地自毁，结束生命。"关天乐平静地说。

"啊！它们是'不成功便成仁'吗？"希希被吓坏了。

"我怎么知道细胞懂不懂这个道理？你还是听听顺利毕业的 T 细胞的故事吧，那才精彩。"关天乐赶紧转移话题，怕吓着希希。

"你快讲。"

"正式毕业的 T 细胞主要分为两个战队：一个是由辅助性 T 细胞组成的战队；一个是由细胞毒性 T 细胞组成的战队，它们是真正的杀手，所以，也叫杀伤性 T 战队。"

"你说过，还有记忆性 T 细胞。它们能把敌人的样子记下来，供以后识别敌人用。"希希想起关天乐说她像个记忆性 T 细胞的话来。

"没错。T 细胞中只有记忆力好的细胞才能成为记忆性 T 细胞。不管是辅助性 T 细胞，还是杀伤性 T 细胞，都有可能成为记忆性 T 细胞。"关天乐笑道，"说远了，快走，我们去看看老树是怎么传递信息，启动特种兵作战的。"

"好。我会认真做记录的。"

希希心想，我记录的免疫世界大冒险，一定会惊艳全班同学，还有班主任。

老树看起来走得很急，实际上速度却很慢，差不多一天才到达最近的一个淋巴结——特种兵情报站。

"淋巴结长得像豆子。"希希说。

"是啊。脾脏也是淋巴器官，长得也像豆子，不过是个大大的豆子。我们全身有 600 多个淋巴结呢，通过淋巴管网和淋巴器官组成了严密的情报网。"

"这么多情报站啊。"希希心里想的是，如果自己是情报员，会不会把情报送错地方。

"是啊，淋巴管很长，连起来有几百千米长呢。"

"这么长！"希希担心起来，"老树送的情报准吗？"

"当然。老树那么怪异地反复吞了吐，吐了吞，就是为了反复筛选，让采集的情报更加准确。它送来的情报包括敌人的样子和数量、前线的战况、需要派哪类援兵等，很详细。"

"哦，这些情报老兵很了不起。"

希希觉得每一种免疫细胞都那么努力、兢兢业业。自己再也不会随便小瞧这些细胞了。

老树进入特种兵情报站后，将带来的情报包裹递给一个正在值班的 T 细胞。

"记住，它是辅助性 T 细胞，很像第二道防线的指挥官。它们只接受树突状细胞的情报包裹。"关天乐说。

"我记下了。"希希点点头，像个潜伏的侦察兵一样地说，"辅助性 T 细胞会马上带部队去前线支援吗？"

"不。辅助性 T 细胞会召唤记忆性 T 细胞，让它找到能准确识别敌人的辅助性 T 细胞。这样的 T 细胞战士虽然不多，但一定会有。"

关天乐说到这里，神情忽然变得紧张起来。他知道，要是在所有 T 战队中找不到认识情报包裹里敌人标记的战士，就说明入侵的敌人可能是从未出现过的新对手，也许是细菌，也许是病毒或者寄生虫。不能识别入侵之敌，战士们就不知道用什么武器打击，没办法精准打击就无法战胜敌人。这样的战役注定会损失很大，打赢是没有把握的。关天乐想到这里，担心地瞅了一眼希希的手指，重重地叹了口气。

"一会儿赶紧去医院。"

"好的。"希希回答得这么乖，估计也意识到伤口出问题了，担心地问，"辅助性T细胞能找到认识敌人的战士吗？"

"一定能！"关天乐肯定地说，"它们能记住所有见过的敌人的样子，它们还会不断学习，老树就是它们的老师。"

希希和关天乐等啊等，都睡一觉了，辅助性T细胞还在找。

忽然，辅助性T细胞活跃起来了，看来找到认识敌人的战士了。只见一个辅助性T细胞走向另一个淋巴结，在那里像孙悟空一样开始变身，一变二、二变四、四变八……不一会儿就变出一支拥有几千战士的大部队。它们

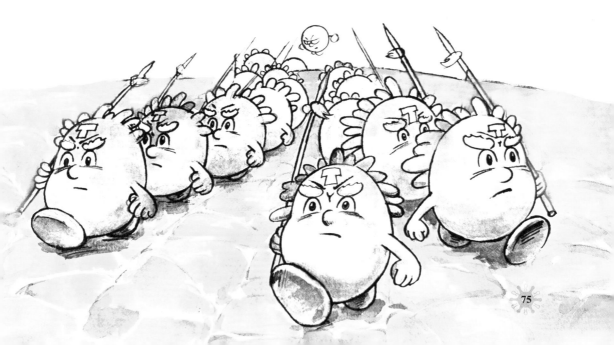

身上至少携带一种受体——识别敌人的密钥。整个队伍拥有了识别前线所有敌人的受体密钥。大部队兵分两路，一路顺着老树的来路浩浩荡荡地开往前线，一路则朝向另一个方向前进。

"我要去前线看看。"

希希悄悄跟上开往前线的大部队，她恨不得找个同样的受体插到自己身上，也成为一名战士。

"希希，保护好自己，我一会儿去找你。"关天乐说着就去追另一路大部队了。

被没收的笔记本

教室里，希希在笔记本上飞速地写着。

补体蛋白们手拉着手，紧紧黏在细菌身上，拖着不让它们继续前进，并呼唤免疫细胞战士们来吞噬敌人。

这个办法真有效。中二的战队再也不像无头苍蝇似的狂轰滥炸了，它们和巨噬细胞一起，精准地扑向敌人，逐个歼灭。

转眼间，成百上千的细菌被灭掉了。

小小的补体蛋白作用真不小。我为嘲笑过它们微小而感到羞愧。常言说"尺有所短，寸有所长"。我怎么能不信任这些勇敢参战的小精灵们呢？我好后悔啊，我错了。

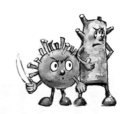

哎呀，那些圆圆的像带刺的毛栗子似的小东西是什么？

天乐说是病毒。

不好，病毒进来了！麻烦大了！

病毒是怎么进来的？是不是通过空气流动进来的？嗨，我不该把创可贴一次次地揭开，还不肯上消炎药。病毒好小啊，巨噬细胞和中性粒细胞根本无法拦截它们，就像大炮没办法打苍蝇。病毒大摇大摆地游走在细胞间，嘲笑着巨噬细胞和肥大细胞的体大无脑，讽刺着中性粒细胞连敌我都分不出来。它们不紧不慢地寻找着合适的细胞作为宿主，好在细胞肚子里复制出更多的病毒。太危险了，细胞一旦被病毒感染，后果会非常严重。

幸好有聪明的补体蛋白。它们比病毒还小，是拦截病毒的好手。

瞧，病毒被它们紧紧咬住了，再也跑不动了。它们被补体精灵们紧紧拖住，等待更厉害的特种兵的到来。

坏了，有细胞被感染了！

在最关键的时刻，老树来了。哦，老树就是树突状细胞。

老树不是一般的免疫细胞，而是肩负把前线信息送往第二道防线指挥部的情报特使。

树突状细胞的样子像多须的老树。它们平时在身体内到处巡逻，一旦发现细菌和病毒，就会扑上去把它们吞掉。不过，老树不会像巨噬细胞那样把细菌或病毒当营养包消化掉，而是将提取到的病毒特征打成包裹，像快递员那样，把情报送到特种兵情报站去，请求对细菌和病毒精准打击的特种兵出战。

太好了！

第二道防线的特种部队要是出兵，这些狡猾的细菌、病毒就再也逃不掉了……

希希正写得起劲，只听"哗啦"一声，笔记本被抽走了，接着传来一阵震耳的训斥声：

"王希希，你给我站起来！你不好好听报告，这是在干什么呢？"

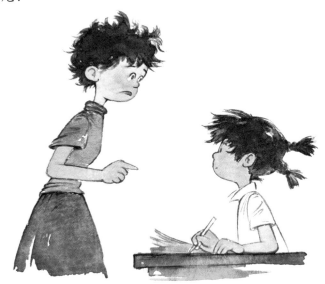

班主任范老师一脸怒气地举着本子，声音盖过了屏幕上传来的鼓掌声——报告结束了。

　　"我，我……"

　　希希磨磨蹭蹭地站起来，扭头看了一眼身后，埋怨关天乐不提醒自己。

　　"看什么看？王希希，你说说，你写的是什么东西？还长篇大论的，你作文都没写这么顺溜过，你是不是经常上课看小说？"范老师更生气了。

　　"没，没有啊。"

　　"别当我不知道！你今天本来就想请假去看什么剧的，还好你来了。可你人在曹营心在汉，放着这么重要的报告不听，给我玩双簧呢？"

　　范老师自从知道希希想请假逃课的那一刻起，心里就憋着火。这会儿当场抓住希希不好好听报告的事儿，正好"杀鸡儆猴"，正一正班里的风气。

　　"我没看小说，我是想看来着，每天作业都做不完，哪有时间看小说啊。"希希好不容易有个反驳的理由，大着胆子争辩着。

　　"嗬！你还嘴硬，我就不信你凭空能写出这个来。"范老师说着就上前翻腾希希的抽屉，书本被扔了一桌子。

　　"范老师，我做证，王希希没有看小说。"关天乐有点看不下去了，站起来说。

"我也证明，她一直在做笔记，不，在写呀写的。"同学李晓燕怯怯地说。

"我也做证。"体育委员章磊从最后一排站起来，调侃地说，"王希希没那么文艺，她就爱打球，不爱看书。她要是会写小说，我早成大作家了。"

"哈哈哈哈……"

全班同学都笑起来，七嘴八舌地说：

"王希希爱看动漫和儿童剧。"

"零食是王希希的最爱。"

"王希希唱歌跑调！"

…………

同学们早就对范老师取消体育课、音乐课，把时间加给数学课、语文课有意见了，趁机起哄。

"好好，王希希你给我上台来念念你写的东西，看看我冤枉你没有。你给我上来！"范老师一把揪住希希的胳膊就往前拖。

"呜呜呜……"

王希希哭起来，使劲拉着桌子不走。

"范老师，我来念吧。"

关天乐站起来，没等范老师答应，就走上前拿过本子，朝讲台走去。

范老师只好放手，指着希希说："不许坐下，站到前面去，好好听着。你今天不好好做检讨，我们班就不下课、不放学！"

希希只好来到前面，低着头站到边上，忍不住偷看关天乐。

关天乐故意大声咳嗽了几下，清了清喉咙，瞥了希希一眼，做了个只有他俩明白的表情，朗声读起来：

"我们的身体就像一个王国，我们都是国王。这个王国里有几十万亿的细胞子民。"

"哇！"

全班同学齐声惊呼，一个个睁大了双眼。

"安静，我继续念。"关天乐认真地念道，"其中，有一万多亿免疫细胞，组成了我们身体的国防部队。它们日夜巡逻，随时准备消灭来犯之敌。这些敌人包括细菌、病毒和所有不属于身体的外来之物，呼吸道进来的花粉、灰尘也是……"

"阿嚏！"

李晓燕一个响亮的喷嚏，把全班同学都逗笑了。

"知道李晓燕同学为什么春秋天总爱打喷嚏吗？"关天乐借题发挥起来，"因为我们的呼吸道有免疫细胞大军保护。它们对一切外来物都要进行严格检查，一旦发现对人体有害的物质，就会用打喷嚏、流鼻涕等方式来清除。有的免疫细胞要是神经过敏，遇到没有害处的花粉、粉尘、刺激性味道等，也会咋咋呼呼地报警，呼唤免疫细胞来参战。这时候我们就会出现喷嚏连连、涕泪交流，甚至发热症状。这是典型的过敏性现象。"

"啊，我妈以为我感冒了呢，不是让我吃感冒药就是吃消炎药。坏了，我吃错药了。"李晓燕慌了，小脸吓得刷白。

希希用吃惊的目光看着关天乐，再看看班主任，一脸疑惑。因为关天乐根本没照着她写的文字念，而是自说自话。她担心关天乐被范老师发现，被惩罚。

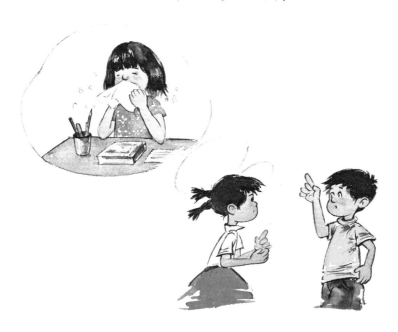

"没事的，李晓燕。你去医院查一下过敏原，对症治疗就好了。"关天乐说，"你要多锻炼身体，增强体质，提高免疫力，让身体强壮起来。"

"好的，知道了。"李晓燕连连点头，比听范老师讲课还认真。

"快接着念啊！"有同学喊。

"好吧。看来王希希写得不错，很受欢迎，我继续念啊。"关天乐笑着继续念道，"免疫细胞大军的主要部队包括大巨战队，解释一下，就是战斗在前线的能生吞敌人的巨噬细胞战队，大巨是它们的首领；还有中二战队，解释一下，就是中性粒细胞战队，一伙儿不分敌我、猛冲猛打的愣头儿青，它们的长官叫中二；肥肥战队，就是肥大细胞们，一些看起来傻乎乎，实际上敢逼着国王派兵的大聪明；最厉害的是 T 细胞和 B 细胞，它们都是特种兵，打起仗来稳、准、狠，对敌人能实施精准打击。"

"哇，免疫细胞大军太厉害了！"

同学们又是一阵惊呼，连班主任范老师也听得入了神，忘记早已过了放学的时间。

"我继续念啊。"关天乐得意地瞥了一眼目瞪口呆的希希，举着本子继续念道，"瞧，主人公的手指破了，细菌进入了里面。前线的大巨战队和后援的中二战队、肥肥战队都没能阻挡敌人的入侵。细菌从伤口乘虚而入，情况紧急。

这时，老树来了。

解释一下，老树是一种树突状细胞。它不是一般的免疫细胞，而是特种兵的情报特使。它们来到后会立刻采集情报，判断战场情况，决定是否给第二道防线指挥部送信。

情况危急，老树正在八百里加急地将情报送往第二道防线的特种兵情报站。

太好了。

第二道防线的战队里都是特种兵，它们一来，这些细菌、病毒再也逃不掉了……"

关天乐读到这里戛然而止。

"快念啊！"

同学们催促道。

"没啦，王希希就写了这么多。"关天乐说着，合上了本子。

"王希希，接着写啊，免疫世界大战太有意思了！"章磊大声喊道。

"王希希，大作家！王希希，大作家！……"几个顽皮的同学一喊，全班都跟着一起喊了起来。

"我，我……"

希希看看关天乐，再看看范老师，不知道说什么好。

"关天乐，你和王希希到我办公室来。其他同学都下课！"范老师说完夺过笔记本，摔门而去。

同学们一拥而上，围住了王希希和关天乐。

"关天乐，你继续讲啊。"

"王希希，你什么时候这么会写作文了？"

……………

关天乐拨开大家，拉着希希就跑：

"我们要去班主任办公室，以后再讲给你们听！"

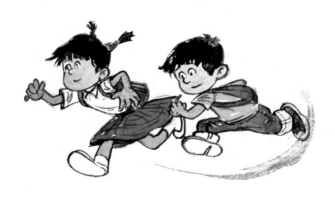

说悄悄话的指挥官

希希紧紧跟在辅助性 T 战队的后边。这支战队和老树一样慢，走了很久还没到达战场。

"站住，不许动！请出示身份证！"

一声大喝传来，吓得希希立刻停住了脚步。她惊恐地望向身后。身后没有关天乐，而是一个身形高大的冷面杀手。

"我，我……"

希希吓得刚想举起双手，忽然又落了下来。她知道自己不能到泡泡衣外边去。只要不出去，她就会很安全。

冷面杀手凑上前来，仔仔细细地闻着希希，像在做扫描。

"你、你想干什么？"希希感到后背一阵冷风，颤声问道。

"NK 细胞，例行检查。请出示身份证！"对方说着，又是一顿嗅闻。

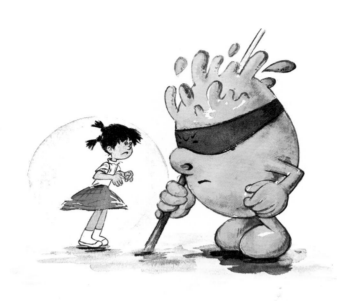

　　"我是好人，不是坏蛋！"希希生气了，特警也不能这样闻一个女孩子啊。

　　"你有身份证，不是坏蛋。敬礼！"

　　NK细胞说完就向前快速走去，没走多远，又拦住一个有气无力的细胞战士，仔细盘问起来。

　　希希不知道自己的泡泡衣上已经安装了一种类似"身份证"的分子，也不知道假如没有携带"身份证"分子后果有多严重。她顾不上多想，急忙追赶辅助性T战队去了。

　　前线战事吃紧。

　　巨噬细胞和中性粒细胞还在苦战。它们杀掉了几百万敌人，也损失了几万战士。现存的战士都累得精疲力竭，顾了东顾不了西。

这时候，辅助性T战队来了！

接下来的情景让希希大跌眼镜。

这些匆匆赶来的特种兵不是去勇猛杀敌，而是跑到累得奄奄一息的巨噬细胞面前，说起了悄悄话。

希希不知道这些辅助性T细胞说了什么，只见巨噬细胞们一跃而起，精神抖擞地振臂高呼：

"生命不息，战斗不止。誓死保卫国土，冲啊！"

"冲啊！"

巨噬细胞们像被打了强心剂，一个个爬起来疯狂地冲向敌人，很快以压倒性的优势控制住了战场。

"喂，喂，你们不是特种兵吗？怎么不去杀敌？你们想累死这些巨噬细胞战士啊？"希希打抱不平起来。

没有谁理会一个普通泡泡。

经过一场恶战，一些巨噬细胞战士们又倒下了。它们气喘吁吁，可能觉得自己不行了，一些战士开始启动自杀程序了断。就在这时，辅助性T细胞又一次跑到它们面前说起了悄悄话。巨噬细胞们再次一跃而起，勇猛地投入战斗。

希希纳闷极了，非常想知道辅助性T细胞们说了些什么，可她没办法接收它们之间的信息，只觉得辅助性T细胞似乎在说：

"坚持住啊，我们认识敌人，它们就在那里，继续战斗吧，杀伤性 T 战队马上就到了，胜利一定属于我们！"

巨噬细胞们几番冲锋下来，敌人死伤无数，战斗胜利在望。

"嘿，这是什么特种兵，它们在用精神胜利法吗？"希希生气地抱怨着，"那些杀伤性 T 细胞呢，为什么还不出战？"

希希看不懂辅助性 T 细胞的操作，心想，要是关天乐在该多好啊，他一定明白这里发生了什么。

这时，一些辅助性 T 细胞变身记忆性 T 细胞，开始记录这些细菌、病毒的样子，并牢牢接管了伤口的周围。

"喂，你是谁，闲逛什么呢，不会是变异的细菌吧？"

一个记忆性 T 细胞发现了希希，凑近闻了又闻，还用身上的受体在希希身上蹭来蹭去，好像拿着一把把钥匙，试图找到锁眼。

"你想干吗？"

希希紧张地叫起来。

"看看你是不是敌人。"记忆性 T 细胞警惕地打量着希希。

"我是好人。请问，为什么你们不但不参加战斗，还逼着那些累得不行的巨噬细胞们拼命？"希希不客气地问。

"分工不同嘛。辅助性 T 细胞是协调官，只能做协调的事儿。我们记忆性 T 细胞，也只能做与记忆相关的事儿。"

"真有意思！记住敌人的样子就能消灭敌人吗？"希希不屑地说。

"当然，有了我们记忆性 T 细胞，敌人要是再进来，就不用派情报员千里迢迢去送信了。我们会立刻通知后援部队，请求迅速出兵，进行精准打击。瞧，我们的杀伤性 T 战队很快就来了！"辅助性 T 战队的首领自豪地说。

"太——好——了。"

大巨有气无力地留下最后一句话，轰然倒地，再也起不来了。

"天乐，大巨牺牲了！天乐，你在哪里？"
希希哭着大喊。

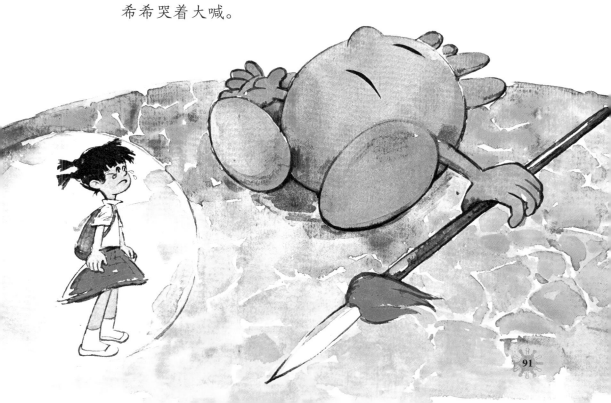

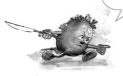

导弹兵 B 战队

关天乐悄悄跟随辅助性 T 战队的二分队，一路匆匆行军，来到导弹兵 B 战队的指挥部。

"报告 B 战队长官，我们受第二道防线指挥部指派，前来传达参战命令。"辅助性 T 战队的二分队队长大声说。

"B 战队接令！"

B 战队长官响亮地应答道。

辅助性 T 战队的二分队队长递过带来的受体："请按照此样本尽快生产杀敌的抗体战队。"

"是！"

B 战队长官郑重地接过辅助性 T 战队辛辛苦苦送来的敌人样本，和已经获取的敌人样本进行对比——结果完全一致。

"B 战队全体成员听令，立刻进入战争状态！浆细胞猛士们，开足马力生产抗体！"

"是！"

浆细胞战士开始以每秒数千个的速度生产抗体。这些抗体，就是针对老树从前线带回的敌人受体样本特制的武器，犹如导弹，对敌人具有精准追踪、一弹毙命的打击力。

一个浆细胞可以源源不断地生产千百万个抗体导弹。转眼间，无数的浆细胞一起生产了无数个抗体导弹。

"请将这份情报带给指挥部。"

B 战队长官将一个情报包裹递给二分队队长。

"是，保证完成任务。"

二分队队长接过情报，带着队伍迅速返回。

B 细胞与 T 细胞配合得这么默契，是因为它们本就是亲兄弟。B 细胞个头比 T 细胞略大一点。它们都诞生于骨髓，都是拥有识别敌我本领的特种兵。不同的是，B 细胞是在骨髓和淋巴结中参加培训的，而 T 细胞是在胸腺中参加培训的。T 细胞和 B 细胞分工不同，杀敌的武器和方法也不同。可它们联手出击，能让入侵之敌闻风丧胆、无处躲藏。

瞧，浆细胞正把生产的大批抗体导弹以万箭齐发之势，发射到淋巴液、血液中去，围歼那些细菌、病毒、寄生虫等外来之敌。凡是被第二道防线指挥部点了名的敌人，统统都是打击目标。

抗体是黏附性很强的一种 Y 型蛋白，样子像举着两个大钳子的蝎子。和晕头转向的补体蛋白不同，它们拥有火眼金睛般的辨识力，能准确找到细菌，将其狠狠钳住，再用尾巴频频发出信号，召唤免疫细胞战士们前来杀灭。对付那些幽灵似的病毒，抗体更是出手果断，用自己的化学毒力，直接把病毒消灭掉。

补体蛋白在抗体的引导下，能更准确地找到敌人，大大提高了效率。它们和抗体一起，把敌人紧紧黏住，如同给敌人贴上了死亡标签，告诉战士们：快来呀，我们抓住敌人了！

抗体的到来大大提高了前线战士们的杀敌士气。

巨噬细胞和中性粒细胞重振雄风，把被补体蛋白和抗体包围的敌人一片一片地消灭。

敌人大惊失色，纷纷想办法逃逸。

此时，最厉害的杀伤性 T 细胞还没出动。

"嗬，淋巴免疫组织得好严密啊，打起仗来这么暴力！"

关天乐目睹了这场歼灭战，大为震撼。

"不好，希希的伤口怎么进来这么多病毒？！"

关天乐忽然一阵后怕，心想，万一老树送的情报有误，错把自己同胞当敌人，而 B 战队也没能分辨出来，那会怎么样？会不会就成了医生说的"自身免疫性疾病"呢？如果人体受伤后，细菌越来越多，免疫系统打不过怎么办？人会不会得败血症？要是进来的病毒是记忆性 T 细胞资料库里从来没有的，免疫系统无法应对，人会不会特别危险？关天乐想到这里打了个冷战，急得大喊：

"王希希，你在哪里？"

学校里。

关天乐拉着希希跑出教室，他们没有马上去范老师的办公室，而是直奔校卫生室。

"喂，关天乐，你要带我去哪里？"希希挣扎着问。

"你的伤口化脓了，必须赶紧去卫生室处理一下。"关天乐不顾一切地拉着希希往前跑，"快，再晚就出大问题了。"

"不，我不去。"希希甩开关天乐，停住脚步。

"为什么，就为了看免疫细胞打仗吗？"关天乐生气了，"你知道吗，这样会很危险的。万一免疫细胞被打败了，你就不怕得败血症吗？"

"哪有那么严重？"希希满不在乎地说，还顺手用手背擦了下鼻涕。

"嘿，你这卫生，还有吃饭挑挑拣拣、零食不断的习惯，就你……咳咳……咳咳……"关天乐一口气倒不过来，差点呛着。

"好啦，别贬低我了。我很少感冒，也很少拉肚子，我妈还夸我'不干不净，吃了没病'呢。"希希嬉皮笑脸地说。

"王希希同学，那是夸奖吗？"关天乐哭笑不得。

"怎么不是？我妈说，不生病就是因为我不讲卫生，过于讲卫生也是病。我家邻居成天消毒，连串门的人都不让进去。怎么样了？他家的孩子一上幼儿园就生病，吃什么都闹肚子，医生说是得了'无菌症'。"希希说得头头是道。

"你当自己真是大作家，还编上故事了。我怎么没听说过？"关天乐一脸的不相信。

"真的，不信你上网查查。瞧你那无知的样子。"

希希见关天乐也有不懂的知识，一脸得意。

"过度清洁当然不好，可你的伤口已经化脓了。我告诉你，你要不去卫生室，我就再也不带你玩大冒险了。我切断你的脑电波，销毁你的纳米小人，以后别再理我。"关天乐严肃地说。

"别这样呀！"希希被吓住了，只好跟着关天乐去了卫生室，一边走还一边嘟囔，"我只用盐水洗，不涂消炎药啊，要不我就不看医生了。"

"你说了不算，听医生的。瞧你的创可贴，比抹布还脏。"关天乐一脸嫌弃地说。

卫生室里。

一位发髻高盘的漂亮女护士为希希换药，忍不住批评道：

"啧啧，这位女同学，看你的样子，应该是高年级学生了吧，怎么这么不注意讲卫生啊！"

"护士阿姨，我家有药，您只帮我用盐水洗一洗，换个创可贴行吗？"希希小声恳求说。

"行，幸亏伤口不大，就是有点深，还稍微有点发炎。你记得晚上睡觉前一定要上药。"女护士说。

"好的。"

希希连连点头，冲关天乐做了个鬼脸，说："一会儿到了范老师那里，你去解释啊。"

班主任范老师在办公室等了半天，也没见王希希和关天乐来，心里的气更大了，心想，现在的孩子可真难管。你说他们，他们比你还会说，一套一套的，八百个心眼儿对付你。还好，今天虽说没抓住王希希撒谎请假的事，可抓住了她上课不听报告、乱写乱画的把柄，非得好好收拾一下她才行。

范老师等得无聊，拿起希希的笔记本翻着，看着看着，啪的一声拍在桌子上。

"好啊，关天乐，你念的是王希希写的文字吗？"

"报告！"

王希希和关天乐来得真不是时候。

"进来！"

范老师一声怒喝，把希希吓了一跳。她踮着脚慢慢蹭进来。关天乐却大摇大摆地走到范老师面前，说：

"范老师，对不起，我们来晚了。刚才陪着王希希去卫生室了，她手指头弄破，还发炎了，伤口感染了大肠杆菌、金黄色葡萄球菌、沙门氏菌，还有……"

"啊，这还了得！你是怎么弄伤的？要不要给你爸爸妈妈打电话来接你，不行就去大医院看看，一定不能耽误。"范老师婆婆妈妈的样子，像只护崽的老母鸡。她最见不得学生生病了，这是她的"软肋"。

"没事的，范老师……"希希刚想说别听关天乐乱说，没那么严重的话，忽然被关天乐戳了一下，立刻改口道，"我现在就去医院。"

"好，好，赶紧去。天乐，你陪着希希去，学校旁边就有大医院，赶紧去吧。我这就给她妈妈打电话。"范老师把他俩推出办公室，忙着打电话去了。

"谢谢范老师。"

希希朝关天乐挤了下眼，使劲憋着不让自己笑出声来。逃出校门后，他们已经笑得直不起腰了。

特种兵 T 战队的绝杀时刻

敌人是极其狡猾的。

细菌为了不让特种兵战士认出来，会不断变异。它们一会儿变换模样，一会儿变大，一会儿变小，一会儿又发生基因突变。小小的病毒更狡猾，为了逃避抗体的追踪，会把自己的基因变来变去，千方百计地逃逸。

"杀伤性T战队呢，为什么还不出战？"希希不解地问。

"因为它和B战队一样，也需要双重命令才能启动。老树送来情报包裹的时候，杀伤性T战队就已经知道战况了。现在，它正在等待第二道通知。"关天乐说着，叹了口气，"这就要看你的伤口感染到什么程度了。"

"什么意思？"

"没什么意思。瞧，杀伤性T战队来了！"

"太好了。"希希雀跃着说。

"好什么！说明你的伤口已经有病毒入侵，挟持了免疫细胞，这时候抗体就没办法了，只好请专门负责细胞免疫的杀手出战。当然，这也是好事情，说明免疫系统在全力帮你。"

关天乐说着，使劲瞥了希希一眼，心想，瞧你傻乎乎的样子，非得把伤口拖到发炎。这场战斗能不能打赢，就看你的免疫力了。

希希不管那么多，探头探脑地期待着。她听任自己的伤口发炎，就是想看到最激烈的免疫大战。

"嘭——嘭——"

B细胞化身的浆细胞不断释放着导弹——抗体，布下天罗地网。病毒被导弹精准击中，瞬间毁灭。被抗体和补体蛋白围困的细菌，被巨噬细胞和中性粒细胞精准抓捕。侥幸逃掉的细菌和病毒千方百计躲藏，有的入侵到细胞体内，很多免疫细胞战士也被感染了。

杀伤性T战队浩浩荡荡地开来了。

这支被冠以"杀手"的部队虽然身材瘦小，却装备精良，行动迅速。它们一边前进，一边搜索。与B细胞释放的抗体协同作战，它们一起形成了天罗地网般的特战大军。

一个细菌刚完成改头换面，谄媚地笑着迎上来，想蒙混过关。

"哼！"

浆细胞一声冷笑，啪地给对方插上了抗体"死亡标"，细菌还没来得及反应就被巨噬细胞吞进了肚子。

周围躲藏的细菌吓得纷纷逃窜，被抗体逐个击中，补体蛋白立刻围上去黏住细菌。中性粒细胞立刻围过来把细菌吞掉。

一个病毒变异了，从里到外变成了另外的样子，但还是被抗体发现了。

咔嚓——

病毒被插上了"死亡标"，瞬间被抗体消灭，连DNA双螺旋结构都被摧毁了。

"哇，它们太厉害了！"希希拍手赞道。

"别激动，还有更厉害的呢。"关天乐说。

杀伤性T细胞穿行在前线战士和牺牲的细胞间，一个一个地给它们"相面"，像是在做透视检查，无论死活，一个也不落下。

"这是在做什么？"

希希赶紧躲开，唯恐被认作"异物"。

"它们在筛查被病毒、细菌感染的细胞，就像我们被病毒传染期间需要隔离一样。不过，它们发现被感染的细胞后不是将其隔离，而是……"关天乐说。

"怎么？"

一个巨噬细胞被检测到感染了病毒。希希一下子就紧张了起来。

"凋亡！"

杀伤性 T 细胞面无表情地下达了自杀令。

这个巨噬细胞接到命令，立刻启动自毁程序，瞬间化为一个小泡，平静地走了。

"啊？为什么？它们可是杀敌的功臣啊。"希希急得快哭了。

"这是为了更好地保卫国家，也就是你的身体。如果这些感染了病毒的战士被病毒杀死的，身体内的病毒就会散落得到处都是，感染更多的细胞。如果它自杀凋亡，就能把病毒困死在小泡体内，使其再也不能传染其他细胞了。每个战士都明白这个道理，宁愿自己牺牲也不让敌人得逞。它们都是携带自毁程序上战场的……"

关天乐说到这里，眼圈红了。

这个聪明博学的孩子似乎没有什么不知道，没有什么想不开的。可是，当他亲眼看见免疫细胞战士毫不犹豫地自我牺牲时，还是忍不住伤心落泪。他觉得，如果自己是一名战士，不一定能做到这么果决。

又一个普通细胞被查出感染了病毒。它虽然不是战士，但没有任何犹豫，也果断启动了自毁程序，凋亡了。

成千上万被诊断出感染了细菌、病毒的细胞，纷纷自毁凋亡，让敌人再也无法继续藏身复制，去感染其他细胞。

"凋亡。"

杀伤性 T 细胞对一个奄奄一息的中性粒细胞命令道。

奇怪，这个细胞并没有启动自毁装置。

"凋亡！"

命令再次下达。

这个细胞依旧纹丝不动。

杀伤性 T 细胞贴到细胞上仔细检查，忽然喊道：

"不好，它被病毒劫持了！"

杀伤性 T 细胞赶紧释放"穿孔素"，在中性粒细胞的膜上打开一个洞，快速将一枚"颗粒酶"扔进去。

吱啦——

被感染的细胞和肚子里的病毒全被粉碎了。

那些逃逸的细菌和病毒不是被插上了抗体"死亡标"后粉身碎骨，就是成了巨噬细胞的餐包。

一些成功进入细胞的细菌和病毒，也被杀伤性 T 细胞逐个找出来，瞬间灭掉了。

"太棒了！"

希希忍不住叫道。她终于明白了第二道防线战队的厉害。B战队和T战队联手，一个负责打击体液里的敌人，一个负责把躲藏在细胞里的敌人挖出来消灭，使敌人无处躲藏。

"希希，你手上的伤是不是好多了，不怎么疼了？"关天乐说。

"是的。我，我……向勇敢的免疫细胞战士致敬！"

希希举起手，恭恭敬敬地行了个少先队礼。

"喂，手别伸出去！"关天乐赶紧制止。

可惜，晚了。

希希的手一伸到泡泡衣外，立刻被免疫细胞发现了。

"哪里跑！"

免疫细胞们一起追来，补体蛋白一拥而上，如果没有泡泡衣保护，希希差点就被黏住了。

"快跑！"

关天乐拉着希希一阵狂奔，跑到伤口处一看，出口已被血小板手拉手地盖住了。

"我们出不去了，怎么办啊？"希希急得直跺脚。

"有办法。"

关天乐说着掏出一瓶液体，朝着血小板网一顿猛喷，天网很快就出现了一个小洞。关天乐拉着希希钻出来，一阵狂跑。

"哎呀，吓死我了！"希希大口喘着气，瘫坐在地上。

"哈哈，怕什么，你把手缩回泡泡衣里不就没事了。"关天乐笑道。

"啊？那你跑什么？"

"锻炼锻炼你的身体，提高免疫力。"

"好啊，你个坏天乐！"

希希追着关天乐打闹起来，关天乐一边跑一边笑道："追呀，有本事你追呀。锻炼身体，提高免疫力！"

"王希希，你不去上课，在这里胡乱打闹什么呢？"

一声熟悉的训斥传来。希希吓了一跳，回头一看，果然是范老师，立刻蔫了。

"我，我……"

"你，你，你什么？你的手好了吗？我打电话把你妈妈请过来，可你妈妈说你根本没去医院。你随意撒谎、调皮，到底想干什么？"范老师怒气冲冲的，烫过的短发都快飞起来了。

"我没撒谎。"希希小声辩解着。

"没撒谎，你没去医院去哪里了？"范老师更生气了，

"还有你，关天乐，整天跟在一个女生后边胡闹，你这个三好学生还想不想当了？"

"范老师，王希希不算女生，她是我哥们儿。"关天乐唯恐范老师想歪了。

"胡说，你给我闭嘴！"范老师第一次这么训一个优等生，"王希希，你说，你们刚才去哪里了？你们要是出点事，我怎么跟你们的妈妈交代？"

"关天乐带我去免疫世界大冒险了。"希希小声嘟囔道。

"啊？你们去哪里冒险去了？遇到危险怎么办！"范老师又气又急又担心，"你们要是有个好歹，让我怎么办？"

"没事的，范老师，我们就在我手上的伤口里，我们有泡泡衣保护，不会有危险的。"希希被范老师的关爱感动了，心想，我妈要是能有范老师这么关心我该多好。

"你说什么，你们去了手上的伤口里？你是不是说胡话了？"范老师眼睛瞪得比夜鹰都圆，慌忙上前摸希希的额头，又查看她手上的伤口，没发现问题，然后满脸疑惑地看着关天乐：

"你说，她是怎么回事？哦，你们是怎么回事？"

"范老师，是这么回事……"

关天乐老老实实把和希希一起探秘免疫世界的事简要说了一遍。

"好，好，关天乐，你就编吧。什么纳米小人，什么钻到身体里大冒险！你们不好好学习，跟我装神弄鬼的。现在我就叫你们的家长来，看你们敢不敢把刚才的话再说一遍！"

范老师哪里肯信，掏出手机就要打电话，吓得希希赶紧上前拉住她。

"范老师，别给我妈打电话，我以后听话，保证说话算数。"

"你呢，关天乐！"范老师气呼呼地问，"你能保证吗？"

"范老师，为什么生这么大的气。我们不正坐在教室里好好上课吗？你这么大声喊，让同学们怎么上课呀？"关天乐眯着眼睛说。

"啊？"

希希扭头一看，果然三人全都身在教室里。英语老师和全班同学正目瞪口呆地看着被气得大呼小叫的范老师。

"天啊？这是怎么回事！"范老师窘迫地看着英语老师，不好意思地摆了摆手，赶紧溜了出去。

"哈哈哈哈……"

教室里传来一阵爆笑。

"天乐，这是怎么回事？"希希不解地问。

"脑电波操纵。"

"啊，你敢操纵范老师的脑电波？"希希惊得张大了嘴巴，半天都合不拢。

"不敢。跟你开玩笑呢。你前面看到的范老师不是真人，是纳米小人范老师。"

"什么？你开什么玩笑！"

"我没开玩笑。要不我们刚从伤口里出来，范老师怎么发现的？再说，范老师同意参与纳米小人实验，可她不太相信有这样的高科技，也不知道刚才我们三人都是纳米小人。唉，纳米范老师的脾气一点都没变。"关天乐叹了口气说，"哪像你，说什么都信，傻乎乎的挺可爱。"

"别瞎说了，英语老师在看咱俩呢。"

希希赶紧转过身去坐好，心里却想，我们不是刚从伤口里跑出来吗，怎么转眼就坐在教室里了？噢，刚才是纳米小我，这个是真的我，脑电波被切换回来了。可我不想这么快出来，还想看看 NK 细胞怎么工作呢。

"希希，你真想看 NK 细胞怎么工作？"

身后传来关天乐的声音。

"嗯！"

"我们现在就去。"

希希眼前一道光闪过，睁眼看时，关天乐正在看着她。

特警 NK 细胞

"天乐，我们是不是又进到我的身体里了？"希希兴奋地问。

"没错。可是我们不能再从你的伤口进入，那里已经愈合了。"关天乐边走边说。

"那我们是从哪里进来的？"希希好奇地问。

"呼吸道。"

"啊，我怎么不知道？"

"你睡着了，张着嘴打呼噜的时候，我就带你跑进来了……"

"我没打呼噜！"希希急了，愤怒地说。

"好吧。要不要我先给你讲讲 NK 细胞是干什么的？"关天乐继续说。

"好啊。我倒要看看它们打仗是不是很勇敢。"希希想起冷气袭人的 NK 细胞，还心有余悸。

"NK 细胞来历也不简单。它们的学名叫自然杀伤细胞，和 T 细胞一样，都是从骨髓出生的。可它们没有去胸腺军校培训做特种兵，而是直接到第一道防线当了特警，成为一支前线部队。"关天乐对 NK 细胞显然有好感，说话带着赞赏。

"这和我想的有点儿不一样。它们为什么甘愿平凡呢？"希希好奇地问。

"它们虽然选择了一份看似普通的职业，但工作并不简单。它们不用像 T 战队、B 战队那样需要双重命令才能被激活，开始行动。它们不需要命令，是一支随时准备战斗的部队。几十亿个 NK 细胞全天巡逻，6 分钟就能在体内巡逻一圈。它们也携带着'穿孔素'和'颗粒酶'弹，手握生死大权，可以随时清除被病毒感染的细胞和腐败的癌细胞。听，'自然杀伤细胞'，听名字就知道是狠角色。"关天乐说着做了个劈砍的动作。

"可不是嘛，我见过 NK 细胞，它们不光看起来凶巴巴的，还对女孩子很不礼貌。"希希说起来还有点生气。

"啊？你见过它们？运气不错，你还活着！"关天乐用少有的大惊小怪的目光看着希希。

“什么意思啊？”希希不解地问。

“它们可不是不礼貌。因为责任重大，它们特别尽职尽责，都有点‘神经过敏’了。”

“怎么过敏了？”希希紧张起来。

“它们巡逻的时候，盘查方法很特别，不是从好人里找坏人，而是从‘坏人’里找坏人。”

“听不懂，什么意思啊？”希希心想，难道上次盘查我，是把我当坏人了？

“在 NK 细胞眼里，每个细胞都是假想敌，都是坏的。假如这个细胞没有身份证，不能证明自己是好的，就会被一弹爆头。宁可错杀，绝不放过一个可疑分子。”

“啊！”希希吓坏了，不禁后怕起来。她根本不知道自己有没有身份证，“这，这……可不是神经病嘛！万一弄错了怎么办？”

“所以啊……快看，它们来了！”关天乐说着拔腿就跑。希希吓得也跟着狂跑，可腿脚不听使唤，怎么都跑不快。眼看一群 NK 细胞冲过来，把自己团团围住，希希吓得大叫：

“天乐，快救我！”

“哈哈哈哈，瞧你吓得跟兔子似的。告诉你多少次了，躲进泡泡衣里就没事儿。你记性太差。”关天乐说着，停下来等着希希。

希希赶紧躲好，可浑身还在打哆嗦。

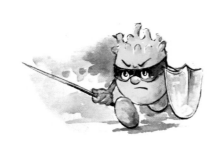

"坏天乐，总吓唬我。我还是害怕，怕肚子里万一有细菌和病毒怎么办，我不敢保证我吃的辣条是干净的。"

"放心吧，它们看不见里面，你别心虚得像个坏人就行。"关天乐笑道。

"好吧。"

希希无奈地等着 NK 细胞的判决，吓得闭上了眼睛。关天乐却像没事人似的，任凭 NK 细胞检查，笑眯眯地看着 NK 细胞把希希闻了个遍，心想，希希那么不爱讲卫生，味道一定很难闻，要不是有泡泡衣保护，说不定真会被误伤呢。

NK 细胞没发现异常，继续前行执行任务去了。

"天呐，吓死我了。"

希希瘫坐在地，起不来了。

"这就害怕了？更吓人的事情我都没跟你说。"关天乐笑道。

"什么事情更吓人？"希希又紧张起来。

"据说NK细胞会对压力过大、患上抑郁症的细胞进行清除，就是……咔！"关天乐做了"抹脖子"的动作。

"啊！为什么？"希希吓得跳起来，觉得太恐怖了。

"没研究过，让我想想。"关天乐说着，做了个夸张的思考姿势。

希希没有笑。她想到学校里有很多同学不开心，大家在学校里课外活动少，回家做作业也经常做到很晚，周末在家，家长还逼着学这学那，好多同学都说自己抑郁了。学校专门建立了"心理健康咨询室"，一天24小时开着门；校长多次请专家来学校做心理健康报告。

前几天，隔壁班里一个女同学因为患抑郁症而休学了。

希希觉得这些同学好可怜，童年的快乐太少了。幸亏自己学习还行，在班上人缘也不错，爸妈也没逼着上各种辅导班。更珍贵的是自己有一个非常有趣的朋友——从小一起长大的关天乐。所以，自己还算开心。希希很想帮助那些不快乐的同学，有时讲个笑话，有时主动跟同学一起玩儿，有时分享一下自己的美食。

可是，希希做梦也想不到，NK细胞那么狠心，对被感染的、癌变的细胞下手可以理解，怎么能对心情抑郁的细胞也下杀手呢！

"NK细胞就是冷血冻魔！"

希希实在想不通。

"它们也没那么冷血，发现压力过大的细胞后，会跟它们谈一谈。如果这个细胞从抑郁里走不出来，会发出自毁请求，NK 细胞才允许它们凋亡。这也是为了保证整个身体的健康和活力。"

希希觉得关天乐总是能站在不一样的角度看问题。可自己还是不能接受 NK 细胞的做法："为什么不帮助那些抑郁的细胞走出来呢？"

"喂，你别把细胞和人混为一谈，细胞世界有自己的规则。"关天乐见希希皱紧了眉头，只好劝道。

"如果是人抑郁呢，你会怎么想？"希希执拗地问。

"那还用说，当然要千方百计地帮助他们走出来了。你没看见吗，学校那么关心同学们，花钱请专家来做报告；老师们也把我们当自己孩子关心，你不说范老师比自己妈妈还关心你吗？"希希思维这么混乱，差点儿把关天乐绕进去，他有点儿着急了。

"那咱们学校怎么还有好多同学没治好？"

"你刚才没听专家讲呀，抑郁症被称为精神癌症，意思就是说不好治。"

"为什么呀？科学都这么发达了，人都快能长生了，很多癌症也能攻克了，还有治不好的病吗？"希希对关天乐的回答很不满意。

"看来今天的报告你真的没好好听。专家说，这是一种心理疾病，也就是说，除了一部分患者是由先天性生理问题引起的，大多数是因为养成了一种悲观的思维习惯。"

"啊，思维习惯？"

"是的，有的人什么事都往坏处想，成天不高兴，总爱怨天尤人，觉得自己什么都不行，这些不好的情绪到了大脑里会转换成一种进入'惩罚机制'的化学物质。这种物质积累多了，会激烈放电，强烈刺激人的神经，人就崩溃了。"关天乐说得头头是道，让希希特别羡慕，却还是不服气。

"科学家知道得病的原因，为什么还说不好治呢？"

"因为思维习惯不容易改变。吃药只能缓解症状，治得了病，治不了心。我觉得吧，要是真能转变思维习惯，就不容易得病，得了病也容易治了。我妈说，我小姨就患过挺严重的抑郁症，配合着吃药，最后凭着坚强的意志自愈了。我没见过小姨得病时候的样子，现在的小姨挺好的，喜欢做公益，有点小名气。"

"嘿，我没看出来，你知道这么多。"希希佩服地说，"你看我有抑郁症吗？"

"你才不会有。你好奇心那么强，兴趣也广泛，还喜欢旅游、艺术，愿意帮助同学，除了不讲卫生，没什么大毛病，不会得这种病的。"关天乐笑道。

"最前排的柴英子是怎么得的？范老师让保密，其实大家都知道了。"希希担心地说。

"她呀，家里条件太好，大人都围着她转，要星星不给月亮，到了学校没人宠着了，天天不高兴，跟同学也玩不到一块，时间长了可不就抑郁了。不过，她没有得抑郁症，顶多算是有抑郁情绪。"关天乐并不完全认同一些专家的说法。

"我们能帮帮她吗？"希希是个热心肠。

"那得看她乐意不乐意接受了。说到底，所有的不高兴无外乎'恨得到的太少，付出的太多'，就是太自我了。心胸窄了，不高兴的事就多了——这不是我说的，是学校请来做报告的专家说的。"关天乐唯恐希希说他乱讲。

"真的？"

希希后悔没认真听报告。

"怎样才能不得抑郁症呢？"

"我也不知道。我觉得吧，大人怎么对待孩子我们没办法，反正自己心态要好，积极向上，要有学习目标，关心同学，不怕吃苦，多锻炼，别挑食，对了，一定要多晒太阳，这点很重要，万物生长靠太阳嘛。心情好了，免疫力就会增强，身体也健康。你要是不乱吃零食就好了，我严重怀疑你肚子里有细菌、病毒、寄生虫……"

"别说啦，我再不敢乱吃了！"

希希捂着耳朵喊道。

关天乐见希希害怕的样子，忍不住哈哈大笑起来。

"免疫细胞那么勇敢，不怕牺牲，怎么还得抑郁症呢？"希希的思维又回来了。

"拜托啊，王希希！细胞又不是人类，你别来回绕好不好。再说了，有人说细胞得了抑郁症，不过是形容它们的状态不怎么活跃了，又不是和人类一样真的生病，也许它们是累得奄奄一息了，也许生命本来就到了尽头……不跟你说了，瞧你那不聪明的样子。"关天乐抓狂地使劲儿搓了把脸。

"别生气啊，天乐。我再请教你个问题，你刚才对着血小板网喷的是什么东西，为什么血小板网上会出现洞？"希希赶紧转移话题。

"这个呀，是一种'溶栓酶'。"关天乐说。

"你带这个做什么？"希希好奇地问。

"以备急需啊。你知道吗，要是病毒进来太多，血小板也会参战，就像民兵支援前线一样。要是有病毒溜进血

117

管，它们会在免疫细胞到来前拉网拦截。因为病毒很小，网就拉得很密。这样一来，血管里的细胞和杂质也会被拦截，慢慢就会形成栓塞。"

"啊？"希希做梦也想不到，感染病毒还会形成栓塞，"会发展成心梗、脑梗吗？"

"要是免疫战士们来得及时，消灭了病毒，身体会释放能溶栓的酶打通栓塞。要是免疫力弱，部队迟迟不派兵来，或者来了打不过病毒，那麻烦就大了。"关天乐说到这里皱紧了眉头。

"会怎么样呢？"

希希担心地揪住了自己的辫梢。

"如果那样，要么栓塞堵住哪里，哪里就瘫痪，造成哪里的器官衰竭；要么血小板网被溶开，病毒随着血液到处跑，到处繁殖，造成严重问题。"关天乐说到这里，有点喘不过气来，他停了一下说，"所以，提高免疫力特别重要，'兵强马壮'才能打败病毒。"

"哦，明白了！"希希一脸严肃地连连点头。她觉得短短一天时间，自己长了好多知识，"谢谢你天乐，我回家也跟爸妈讲讲。"

"好了，希希，这一天带你经历了免疫世界大冒险，看了免疫细胞大战，你的伤也快消肿愈合了，说明你的免疫力还不错。接下来好好学习吧，以后也许能当个免疫学家呢。"关天乐说着，做了个手势。

　　这是他们每天放学分手时互相鼓励的专用手势。

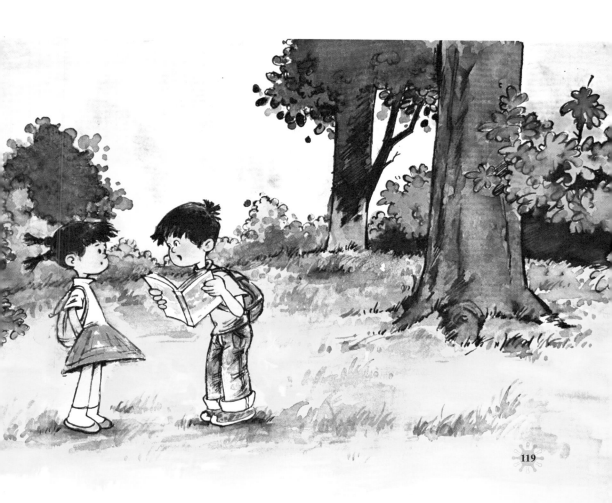

尾声　你想成为哪种兵

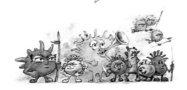

校车快速地行驶着，像匹奔驰的骏马。

"天乐，如果你是一个免疫细胞，你想当哪种呢？"

希希想了一个晚上，第二天一上校车就追着关天乐问。

"当然是特种兵了！"关天乐毫不犹豫地说，"最好是杀伤性 T 细胞。"

"为什么？"

希希有点意外。她觉得关天乐更像辅助性 T 细胞，适合当指挥官。

"保家卫国需要最好的兵王啊。有的病毒辅助性 T 细胞没见过，就特别危险，全靠兵王冒死去战胜敌人，然后形成记忆，才能提高免疫力。其实，杀伤性 T 细胞的主要任务就是不断壮大免疫力。"这会儿的关天乐看起来像个小英雄。

希希一阵恍惚，眼前幻化出关天乐全副武装，在战火纷飞的战场上奔跑的场景：天空战旗飘飘，冲锋号响彻云霄……

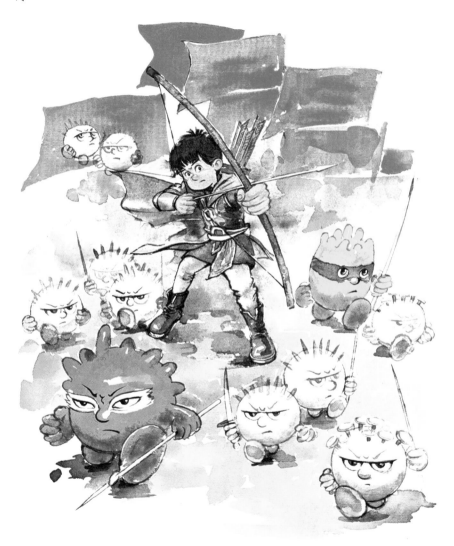

"你呢？希希。"

"我……"

希希的思绪被关天乐打断。她还没想好当哪一种免疫细胞。她觉得无论是聪明的、笨笨的、咋咋呼呼的免疫细胞，还是像孙悟空那样会分身变出很多个自己的免疫细胞，个个都是英雄。为了保护身体不受侵害，它们不怕苦累、不怕危险、不怕牺牲，哪怕生命只有几个小时，都令人敬佩。

"我觉得哪个部队都不会要我。"

希希小声地说，似乎有点自卑。

"哈哈，这话可不像你说的！"

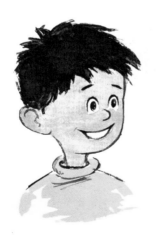
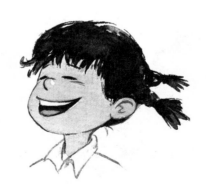

关天乐歪着头使劲瞅了希希两眼，又摇摇头，有点不敢相信。

"真的。天乐，我应该向这些细胞战士们学习。"

这是希希发自内心的话。希希觉得以后不仅自己要讲卫生，健康生活，也应该让更多同学明白——每个人都不是孤独的，有上万亿个勇敢的免疫细胞时刻保护着我们的身体。我们要学会感恩，爱惜生命，好好吃饭，强身健体，做一个阳光、健康、积极向上的学生。希希想到这里对关天乐说：

"我想参加市里的'小学生提高免疫力科普演讲大赛'。"

"噢？"

关天乐认真地看了希希一眼，问道："你确定？"

"是的。我想当一名倡导健康生活的志愿者。你要参加吗？"

"好啊，一起去，看谁是第一名！"

"当然你是第一名了。不过，我还是想去参加！"

希希说着和关天乐一起开心地笑起来。

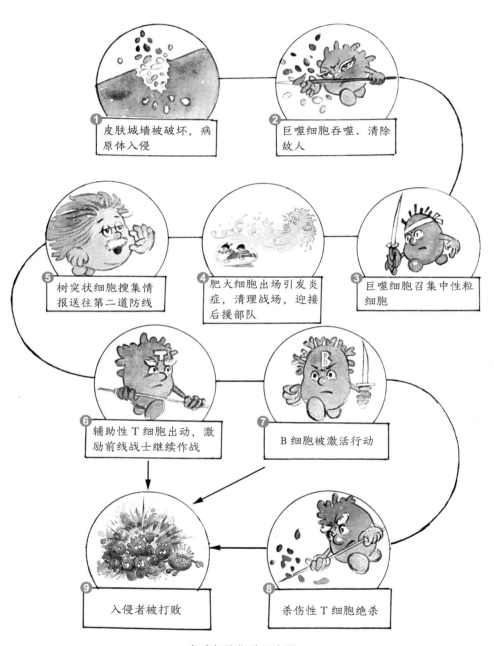

① 皮肤城墙被破坏，病原体入侵

② 巨噬细胞吞噬、清除敌人

⑤ 树突状细胞搜集情报送往第二道防线

④ 肥大细胞出场引发炎症，清理战场，迎接后援部队

③ 巨噬细胞召集中性粒细胞

⑥ 辅助性 T 细胞出动，激励前线战士继续作战

⑦ B 细胞被激活行动

⑨ 入侵者被打败

⑧ 杀伤性 T 细胞绝杀

免疫细胞御敌示意图

关于这本书

　　这是我用一个多月的日日夜夜赶写出来的一部科学童话，也是近些年最具创作热情的一部作品。

　　创作这部作品的热情源自一次参会。

　　2024 年 9 月 23 日，中国作家协会（以下简称中国作协）在京举办了"《哥德巴赫猜想》之后——科幻科普作家活动周"，邀请了全国 38 位作家参加。这是一场文学与科学碰撞的盛会。我作为受邀作家之一，深切感受到中国作协对科学文艺发展的重视。作为一名专注科学童话的儿童文学作家，我的创作热情再次被激发。与会期间，聆听了中国科学院生物物理研究所陶宁研究员的讲座，被免疫细胞和细菌、病毒斗智斗勇的故事吸引，萌发了写一部相关题材科学童话的想法。陶宁研究员非常支持，答应做科学顾问，这让我更有信心了。

少年强则国强。

少年强首先要身体强壮。可是，近些年来，我国青少年的身体健康状况却不乐观。不健康的生活方式，如缺少锻炼和阳光、营养不均衡、睡眠不足等，造成大量青少年肥胖、近视、弱质、抑郁等健康问题。帮助青少年科学地认识人体免疫系统运行机制，培养健康的生活方式和积极向上的心态，提高免疫力，是增强青少年健康的基本关怀，也是创作这部作品的初衷。

科学童话有其与众不同的创作规律。

20 多年来，我一直在尝试科学童话的发展和延伸。科学童话是用幻想的艺术手法传播科学知识，激发科学兴趣，启迪人生智慧的一种文体。因而，科学童话与一般意义的童话有截然不同的创作规律。

科学童话的"骨骼"是科学。这个科学包括科学知识、科学想象、科学理念，以及科学思想、科学精神、科学方法等内涵。文学将赋予"骨骼"灵与肉，使之有人性之光的温度。

所以，创作科学童话首先要对相关的科学知识有一个深入学习和积累的过程。这个过程不能是一知半解的，是需要花大量时间和心力进行研究的。传递错误的知识和科学理念，是科学童话的大忌。只有在对知识融会贯通的基础上，才能根据读者的需求来设计人物，构思情节，进行文学创作，让枯燥的知识变得浅显易懂，生动有趣。

此前，我对人体免疫系统知之不多。所以，在创作初期的首要任务是开启夜以继日的攻读。初稿的创作只有10多天，而对科学知识的学习时间至少是创作时间的两倍，且在创作过程中会继续深入学习。

要想创作一部能够较为系统、清晰地讲述免疫系统工作原理的科学童话，不仅需要了解免疫系统的组织结构，免疫细胞的主要种类、功能和工作机制，不同免疫细胞的"武器"装备和应答条件，相互之间的工作配合等，还要了解入侵的病原体逃逸和被消灭的过程。而掌握这些知识仅靠阅读专业著作是不够的，还要借助大量的相关资料，通过甄别，去粗取精作为补充。这个过程是无人能替代的。作家只有掌握了较为系统的基础知识后，才能带着问题向科学家请教一些具体问题，讨论存疑。稿件完成后，需要由科学家审读，确保科学性。

在此，我要衷心地感谢中国科学院生物物理研究所陶宁研究员和海洋研究所刘瑞副研究员。正是他们的支持才让这部作品更具科普意义，惠及青少年。

创作过程是充满感动的。

免疫系统相当于人体这个王国的国防部队，这个组织有万亿之多的免疫细胞。它们有的驻扎在防御前线，有的在全身不停地巡逻，有的训练有素、身怀绝技，有的不分敌我、狂轰滥炸，有的装备精良、能够进行精准打击，有的仅依靠吞噬撑到生命终结。免疫细胞为了抵御入侵之敌，不怕牺牲，前仆后继，死而后已。细菌和病毒则狡猾多变，与免疫细胞斗智斗勇，千方百计地要攻占人体这个大营养库。阅读学习的过程中如临其境，像亲自参与了一场免疫细胞保卫战。了解了免疫系统的重要作用后，我深深被感动。一个个鲜活的免疫细胞英雄群像跃然脑海。

我喜欢战斗在第一道防线的巨噬细胞们。它们看起来笨笨的，没有什么武器装备，也没有什么绝杀技，像个贪吃的清道夫，就知道吞吞吞，吞掉一切外来物和体内的垃圾。它们把入侵的敌人当"餐包"。可是前线充满危险，"餐包"吃多了，巨噬细胞们不是被撑到寿终，就是被细菌、病毒感染。这时候，它们会选择启动自毁程序"凋亡"，以防止细菌或病毒扩散。它们死得安然壮烈，令人忍不住向它们行一个军礼。

当然，我也喜欢各种各样的免疫细胞，包括打起仗来不分敌我的中性粒细胞、神经兮兮的肥大细胞、慢吞吞送加急情报的树突状细胞，以及能实施精准打击的淋巴细胞。它们团结一致互相配合，才让我们的身体不断战胜入侵的病原体，提高免疫力，健康地生活。

　　在这部作品中，我设计了王希希和关天乐两个五年级的学生作为主人公。他们走进免疫世界的通道，采用了科学幻想的形式——纳米小人。其中涉及的科学概念有爱因斯坦的质能转换原理、人工智能、脑电波传输等，为故事增添了想象色彩。对于参战的免疫细胞，则采用了童话最基本的拟人手法，针对它们的功能进行了个性化的艺术塑造。整个叙事沿着免疫细胞抵御外来病原体入侵的过程，依次递进地讲述免疫系统的防御机制和功能。

　　了解免疫系统后，精神会得到洗礼。

　　从此，拥有万亿免疫细胞保护的我们，不再感到孤单，而是多了一份感恩之心。感恩每一个为我们而生的细胞，以及人生所有的磨难和幸福。我们会更加勇敢，像小小的免疫细胞那样去战斗，勇往直前。我们会选择积极乐观的心态、健康的生活方式，以对得起免疫细胞战士们的忠诚和付出。我们也会生命不息、奋斗不止，让几十万亿细胞战士们的生命更有意义。

　　衷心地感谢我们的细胞战士们！

霞子

2024 年 11 月 6 日

于北京抱山居

一位学生家长的读后感

　　有幸在这本书出版前就阅读到了稿件，虽然这是一本儿童科普读物，但是我认为即使是从事免疫学相关研究的专业人士，也可能无法将复杂的免疫系统讲述得如此准确易懂，这使我非常敬佩。本书以极强的故事性将免疫系统中的各个免疫细胞和分子进行了串联。同时，以病原体入侵的时间和程度为线索，用生动恰当的比喻把每一类参与免疫过程的细胞、分子的功能及特点清晰地呈现在读者面前。我的孩子恰好是本书的未来读者之一，而我也从事过几年免疫学相关的研究，实话说我没有把握用我的知识将免疫系统解释给我的孩子听。但是我认为这本书为青少年认识和理解免疫系统打开了一扇大门，更或许会让青少年从此对免疫系统产生浓厚的兴趣并日后从事相关的研究。

青少年乃至成年人的科普工作，一些科技发达的国家做得确实比我们好，究其原因还是我国相关工作起步较晚。但是事实证明，尽管我们起步晚，但我们依然可以完成追赶，甚至超越。特别是有像霞子老师这样优秀的科普作家的努力，我国青少年的科学素养一定会极大地提高，他们将来也会成为国家高水平的科研人才。

中国科学院海洋研究所

实验海洋生物学重点实验室

刘　瑞

副研究员

2024 年 12 月 10 日